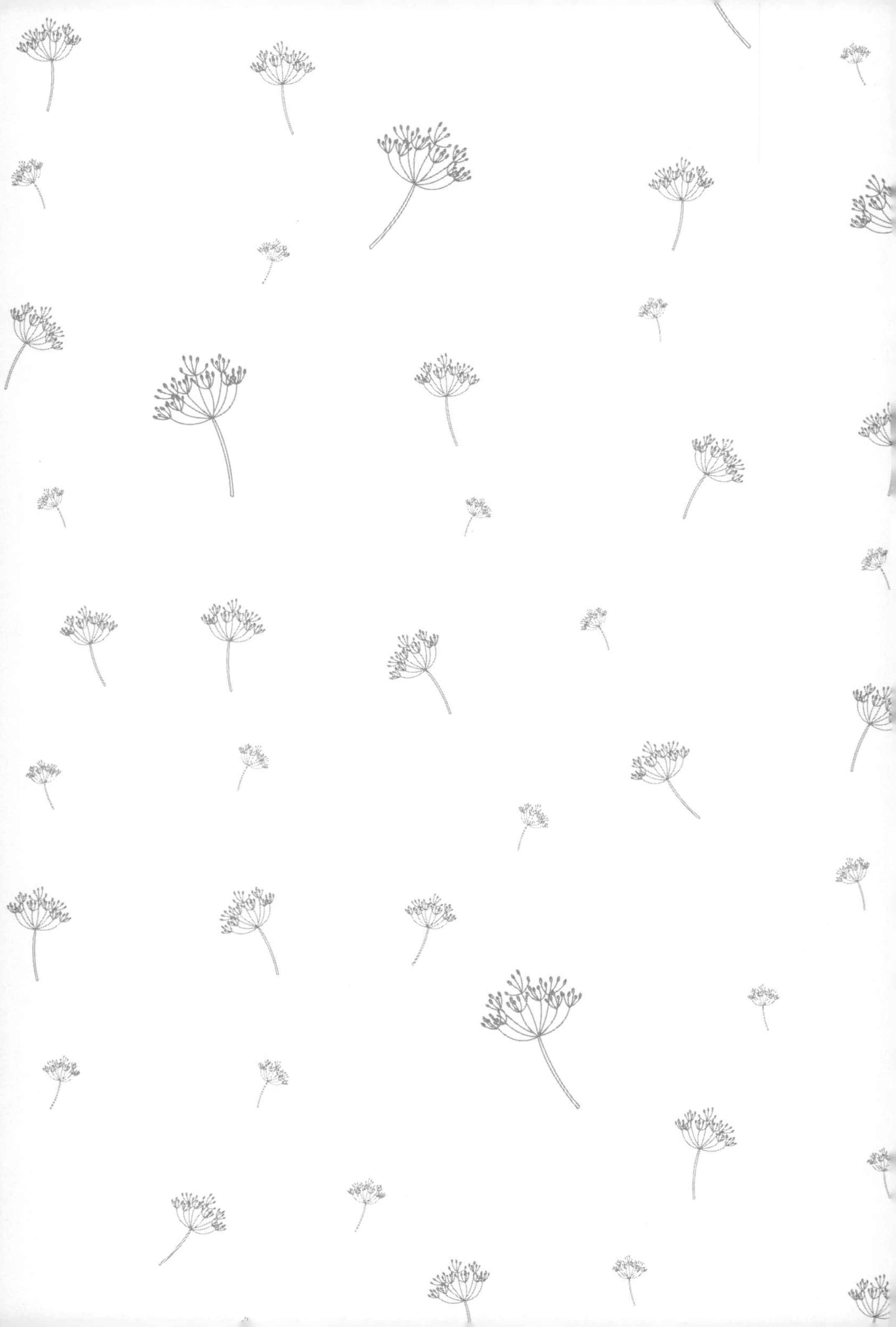

MÉLODY MOLINS
Directrice et fondatrice
de l'Institut Hildegardien

Hildegarde

Pour les débutants

Collection Hildegarde
pour tous

Le propos de ce livre est de faire découvrir l'enseignement d'Hildegarde de Bingen à tous, comme un art de vivre !
Les informations qu'il contient ne peuvent en aucun cas remplacer un avis médical.
L'auteure de ce livre, les Éditions IH et la SARL Institut Hildegardien se dégagent de toutes responsabilités envers l'usage que font les lecteurs de cet ouvrage.

Remerciements

A Wighard Strehlow (Spécialiste allemand d'Hildegarde de Bingen) pour son soutien, ses encouragements et son travail quotidien pour populariser cette méthode.

A Louis Van Hecken (médecin belge au grand cœur) pour son amitié et ses recherches pour valider de façon scientifique ces écrits venant du moyen-âge.

Sans oublier Sainte Hildegarde pour son oeuvre extraordinaire, sans laquelle rien n'aurait pu se faire !

Sommaire

Partie 3 : hygiène de vie générale

Présentation de l'auteure

Mélody Molins, Naturopathe Heilpraktikerin, est la fondatrice de l'Institut Hildegardien.

Attirée par le bien-être, elle s'intéresse tout naturellement à l'approche d'Hildegarde de Bingen vers 1997. Après s'être formée en France, puis à l'étranger, elle devient l'élève du Dr Wighard Strehlow (spécialiste international de l'approche d'Hildegarde de Bingen et auteur mondialement reconnu, naturopathe et Dr en biochimie). C'est ainsi qu'elle fonde en 2006, le premier centre francophone, en Bretagne.

Dès 2007, elle crée les premiers ateliers de formation pour le grand public et établit progressivement des formations pour les professionnels du bien-être, de la naturopathie, sans oublier les médecins et le personnel paramédical.

Au fil des années, le centre devient la référence qualité pour la formation et la transmission de ce savoir unique en recevant plusieurs agréments professionnels...

L'année 2008 sera également marquée par l'innovation, avec la création de séjours iodés en Bretagne sud selon les principes d'Hildegarde de Bingen toujours en s'appuyant sur l'expérience allemande de Wighard Strehlow.

Face à l'enthousiasme grandissant pour l'approche d'Hildegarde, elle crée en 2016 le premier ANNUAIRE HILDEGARDE francophone afin de référencer les professionnels qualifiés et aider le grand public à trouver les bonnes adresses.

Dynamique, elle lance en 2017, toujours en compagnie de son mari, une boutique dédiée entièrement aux produits d'Hildegarde de Bingen à Vannes-St Avé et fait fabriquer, entre autres, les premières brioches et viennoiseries bio à l'épeautre non hybridé en France.

Mélody MOLINS participe aussi à la création du premier Forum Hildegarde en 2018, congrès francophone dédié à Hildegarde. La même année, elle est invitée au 10ème Congrès international Hildegarde en Allemagne pour faire des conférences en allemand et parler de son expérience à la française !

Aujourd'hui, elle continue à enseigner, à écrire des livres et des articles, elle participe aux congrès internationaux et fait régulièrement des conférences pour le grand public.

Pour en savoir plus :
www.institut-hildegardien.com

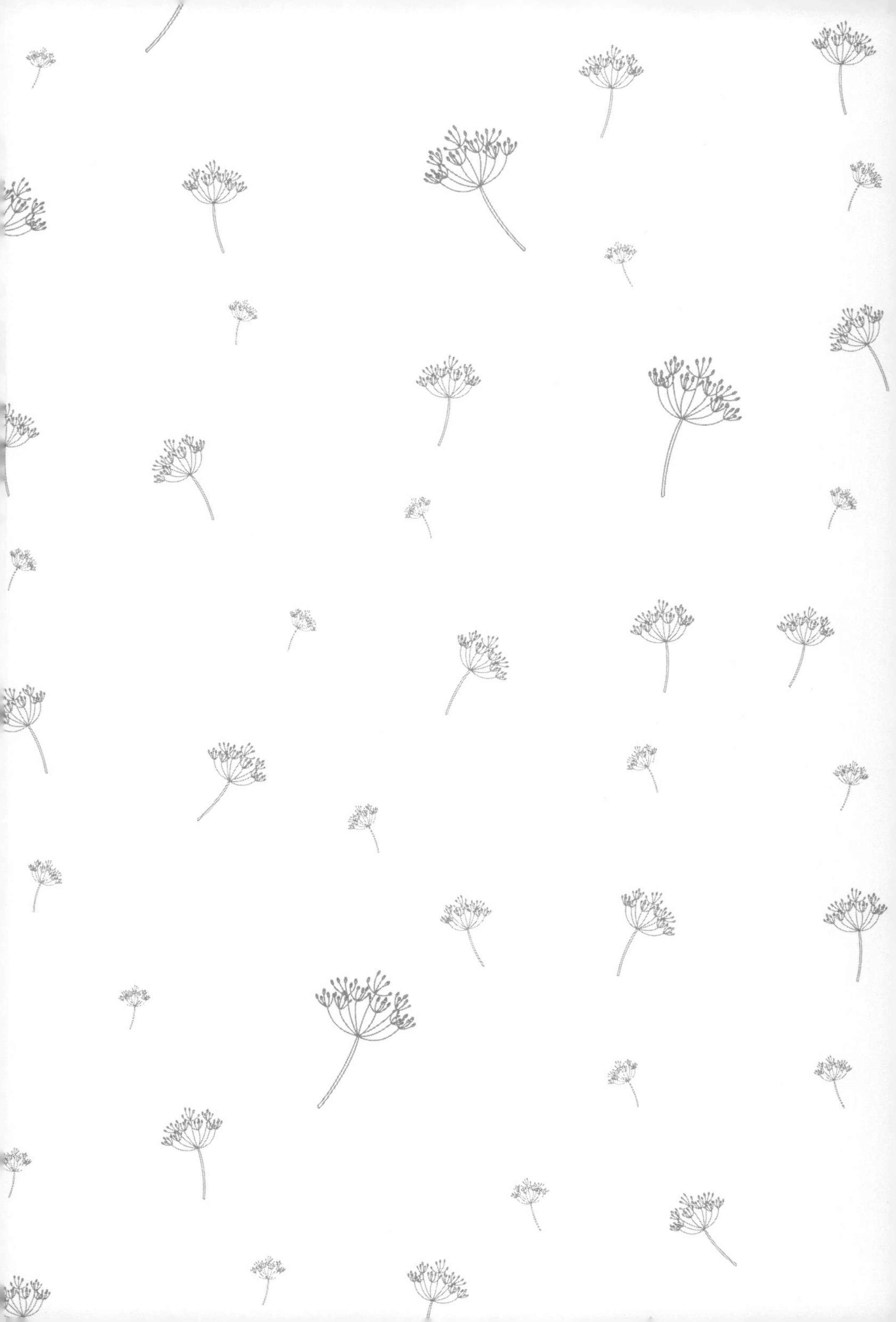

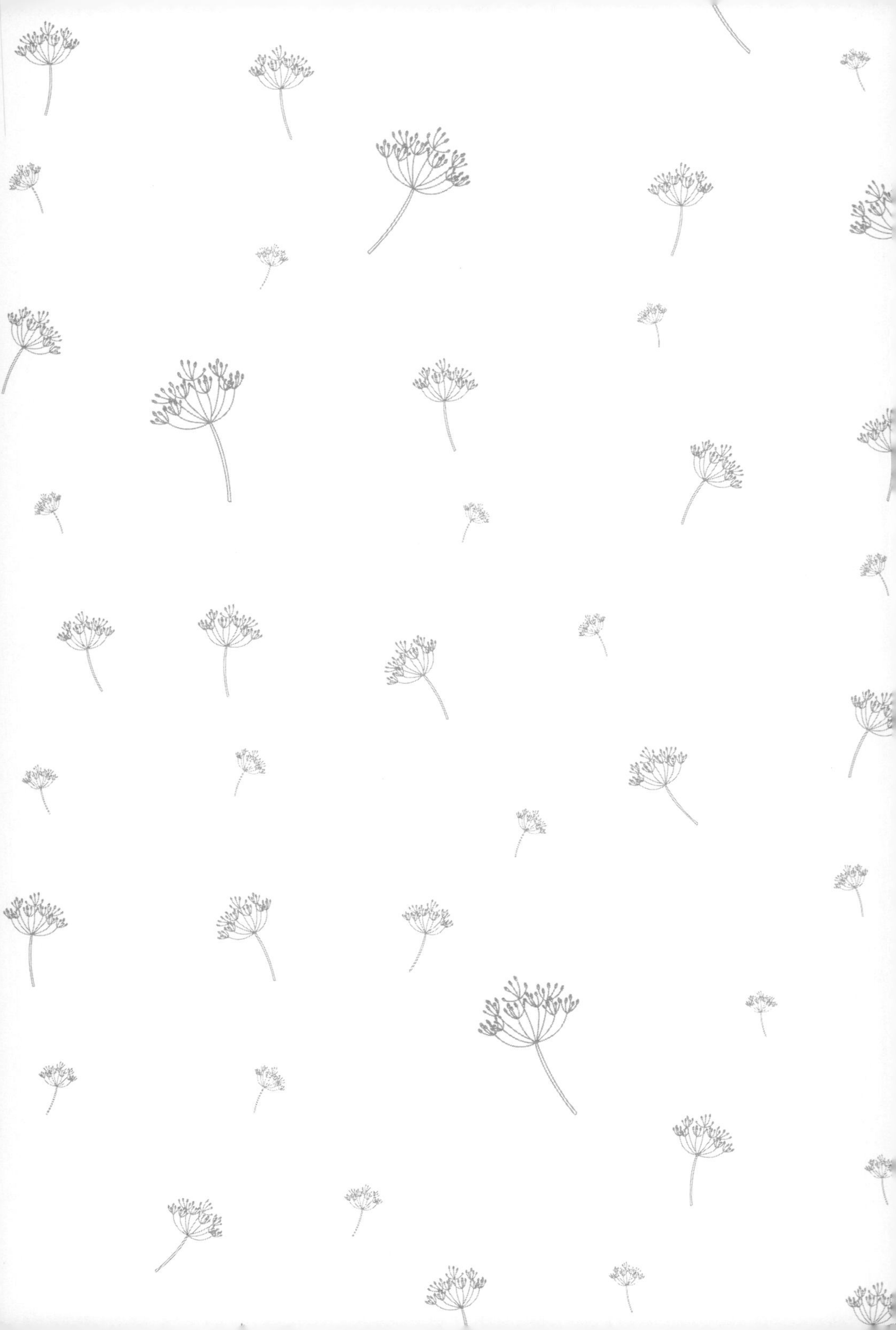

Introduction

Qui aurait pu croire qu'une femme née au 11ème siècle changerait à jamais la vision holistique de l'être humain d'aujourd'hui ?
Personne, évidemment ! Et pourtant, c'est du moyen-âge que nous vient cette « nouvelle approche » vieille de 850 ans ! Paradoxal !
Hildegarde de Bingen, maintenant Sainte Hildegarde (depuis 2012), nous transmet un savoir hors du commun à la portée de tous, pour apprendre à rester en bonne santé !
A travers son alimentation, c'est tout un monde holistique que l'on découvre ! En effet, tout agit sur tout ! De la pensée positive aux aliments contenus dans notre assiette, notre abbesse s'occupe de tout pour notre plus grand bonheur !

Des écrits d'Hildegarde aux compléments alimentaires, un pas de 850 ans !

Toutes les informations que nous avons aujourd'hui selon l'approche d'Hildegarde de Bingen sont tirées du « Physica ». Un livre de science naturelle regroupant 513 plantes, mais aussi évoquant les animaux, les métaux, les pierres précieuses. Sans oublier, le livre « Causae et Curae » qui décrit entre autres de nombreuses formules de plantes et la façon de les utiliser pour rester en bonne santé.

Ces deux livres parmi tant d'autres ont été rédigés par Hildegarde de Bingen elle-même.

C'est dans ces deux livres que les Dr Gotfried Hertzka et Wighard Strehlow ont trouvé les recettes originales qui sont encore utilisées aujourd'hui et commercialisées sous des formes modernes afin d'être accessibles au plus grand nombre !

C'est aussi grâce à leur courage, à leurs expériences, leurs recherches, leur détermination que plus de trente mille patients ont bénéficié avec succès de cette thérapeutique prometteuse !

Et pourquoi pas vous ?

Partie 1
Présentation

1 Hildegarde De Bingen, d'hier à aujourd'hui

Cette abbesse allemande née au moyen-âge n'est pas moins qu'une femme avant-gardiste qui a su apporter à travers ses écrits, un savoir exceptionnel reconnu aujourd'hui dans le monde entier !

Son enfance :

C'est en 1098 à Bermersheim précisément que la petite Hildegarde voit le jour au cours de l'été, sans doute au mois d'août. Ce bourg situé à 25 kilomètres au sud de Mayence, se trouve aussi près d'Alzey en Rhénanie-Palatinat.

Très vite, cette petite fille issue de la bourgeoisie et dixième de sa famille va étonner ses parents et sa gouvernante par son attitude et ses propos.

Conscients d'avoir une fille douée de dons extraordinaires, ses parents décident de la confier à Jutta Von Sponheim (fille du Comte Stéphane II) pour son éducation vers l'âge de huit ans.

Elle sera alors amenée dans un ermitage situé à côté du monastère appelé Disibodenberg (la montagne de Disibod). Elle y apprendra la lecture, l'écriture, et probablement un instrument de musique, la lyre et tous les rudiments utiles pour une jeune fille de son rang. Plus tard, elle prendra l'habit vers l'âge de 16 ans.

La petite communauté connaît un développement croissant grâce à la présence et au charisme d'Hildegarde.

Hildegarde de Bingen devient abbesse :

En 1136, un événement douloureux pourtant survient, la mort de Jutta, un modèle pour l'ensemble des moniales. Hildegarde va alors devenir la prieure et bientôt la supérieure de son propre monastère...

En 1141, elle va commencer à rédiger l'une des plus grandes oeuvres appelés « le scivias ».

Après bien des péripéties et des souffrances en 1150, l'Abbesse Hildegarde a maintenant l'autorisation de fonder son propre monastère à Bingen au Rupertsberg (Montagne de Saint Rupert).

Quinze ans plus tard, elle sera obligée d'en ouvrir un deuxième à Eibingen, tant les demandes sont nombreuses.

Fin de sa vie :

Pendant toutes ces années, un fidèle moine appelé Wolmar sera le secrétaire de l'abbesse, il l'aidera à rédiger l'ensemble de ses douze livres regroupés en 4 grandes parties. On retrouve parmi ceux-ci un livre de médecine, un livre de musique, un livre de psychologie et différents livres religieux.

Vers la fin de sa vie, elle fera quatre voyages (dont un en France) pour partager et prêcher sur le parvis des cathédrales.

Le 17 septembre 1179, marque la fin de sa vie, Hildegarde de Bingen est alors âgée de 81 ans.

Hildegarde devient Docteur de l'Eglise :

Hildegarde de Bingen est devenue officiellement « Sainte Hildegarde » en mai 2012, bien que quatre tentatives aient été tentées au moyen-âge notamment en 1244 par le pape Innocent IV.

Peu après, elle a été déclarée « Docteur de l'Eglise » le 7 octobre 2012, par le pape Benoît XVI.

L'Eglise reconnaît que Sainte Hildegarde a apporté un savoir exceptionnel dans le domaine de la théologie (à ce jour seulement 3 autres femmes ont ce titre !).

Du moyen-âge à aujourd'hui :

C'est au 20ème siècle, que l'aventure des produits d'Hildegarde commence avec le Dr Hertzka, un Autrichien au grand coeur !

Celui-ci se voit offrir par son oncle le livre d'Hildegarde de Bingen « Causae et Curae ». Ce livre le fascine et il commence après la seconde guerre mondiale à mettre en pratique les recommandations d'Hildegarde avec beaucoup de succès. En 1983, le Dr Hertzka cherche un successeur en vain, il est déjà âgé de 70 ans.

Ce sera finalement le Dr Strehlow qui prendra la suite de son cabinet près du lac de Constance en Allemagne.

Les deux amis écriront de nombreux livres ensemble et créeront aussi une association.

Développement en France :

C'est grâce à Daniel Maurin, naturopathe, aujourd'hui décédé, que dans les années 1980-1990 l'approche selon Hildegarde de Bingen va se développer en France. Il va écrire un livre intitulé « Sainte Hildegarde, la santé entre ciel et terre ».

Puis viendra, la commercialisation des produits par différents fournisseurs spécialisés. Le grand public commence à s'y intéresser et à tester les recettes recommandées par Hildegarde de Bingen…

Un peu plus tard, la rédaction de plusieurs articles dans des magazines « grand public » achève de populariser cette approche !

C'est ainsi que le développement français a été spectaculaire ces dernières années. Aujourd'hui, de nombreuses initiatives en France et dans le monde fleurissent afin de faire connaître l'oeuvre d'Hildegarde de Bingen dans toutes ses dimensions ! L'aventure se poursuit également sur tous les continents !

2 Son concept holistique

Découvrir l'approche d'Hildegarde de Bingen, c'est avant tout s'intéresser à différents aspects ! En effet, elle a une façon holistique de voir notre santé (corps, âme, esprit) avec une vision unique que l'on ne retrouve nulle part ailleurs dans le monde !

Notre être doit rester en parfaite harmonie dans toutes les circonstances de la vie pour se maintenir en bonne santé ! Facile à dire, moins facile à appliquer !

Le corps physique

L'entretien du corps, nous dit-elle, passe aussi par l'exercice physique « qui ne se sert pas de ses pieds, n'aura pas une bonne santé », aime-t-elle écrire !

Voici, une phrase qui résonne parfaitement bien avec notre mode de vie actuel ! Beaucoup de personnes sont sédentaires et de nombreuses pathologies en découlent « les maladies cardio-vasculaires, le diabète, l'hypertension, l'obésité »...

Autant de choses que l'on peut prévenir avec son approche originale à la portée de tous !

Pour commencer, il faut donc faire de l'exercice physique, mais ce n'est pas tout ! Il faut aussi surveiller son assiette et choisir judicieusement les aliments pour rester en bonne forme !

La base dans son approche, c'est l'épeautre non hybridé avec une alimentation plutôt végétarienne, mais pas complètement ! On détaillera un peu plus loin les principes culinaires !

L'âme

L'âme se nourrit de nourriture spirituelle et de nos attitudes positives ! Hildegarde de Bingen nous invite à retrouver le chemin de la foi à sa manière. Comme elle le dit si bien « vous guérirez, si Dieu veut » !

Toute son approche implique une part spirituelle importante, à travers la méditation, l'écoute des chants qu'elle a composés elle-même, la mise au vert... En résumé, prendre un temps de pratique spirituelle pour faire le plein d'essence divine, car selon elle, cela contribue à notre parfait équilibre !

Cela peut prendre la forme que l'on souhaite (écoute des chants composés par Hildegarde de Bingen, méditation, lectures, balades dans la nature, pause spirituelle dans un lieu porteur, cérémonies religieuses...). Beaucoup de personnes s'intéressent à Hildegarde mais négligent cet aspect ! Même lorsque l'on n'a pas de croyance particulière, on peut méditer sur toutes les choses positives qui nous entourent. L'amour ou la bienveillance est la principale source d'équilibre de notre âme ! Et cet amour est universel ! Tout le monde peut méditer sur ce thème quelles que soient ses croyances personnelles !

Cette attitude positive participe au « fonctionnement » harmonieux de notre âme et par là même de tout notre être selon l'approche de Sainte Hildegarde !

L'esprit

Pour nous aider à rester en bonne santé « holistique », Hildegarde a même écrit un livre intitulé « Le livre des mérites de la vie ». C'est un livre qui nous invite à nous interroger sur nos choix de chaque instant, afin de toujours rester en harmonie avec le monde céleste.

Dans son ouvrage, elle oppose les vices et les vertus, c'est-à-dire les forces positives et les forces négatives. Elle nous invite à nous tourner vers les forces positives dans toutes les circonstances de la vie (en cas de situation de tristesse, de colère, de mensonge...), il faudra donc méditer sur la joie, la sérénité, la vérité....

C'est un véritable outil pédagogique, qui demande une réflexion profonde sur nos manquements, nos mauvaises habitudes de vie. Loin d'être un ouvrage dépassé, on peut s'en inspirer pour méditer ou mettre en pratique une attitude « Hildegarde » dans tous les aspects de notre vie.

Ces forces positives nous enrichiront à chaque instant de notre existence et seront pratiquées chaque jour, et même dans chaque situation quotidienne.

Ces efforts positifs nous apporteront aussi la joie de vivre et la santé, chère à notre amie !

En réfléchissant à tous ces aspects, on comprend déjà que rester en bonne santé, c'est un ensemble, un art de vivre à pratiquer tous les jours, et même à chaque minute !

Pas toujours facile à mettre en oeuvre dans son ensemble, mais Hildegarde de Bingen a de nombreuses solutions à nous proposer pour nous aider à y parvenir…

A travers ses conseils et une alimentation parfaitement équilibrée, son enseignement nous aide à harmoniser l'ensemble de notre organisme ! En effet, quoi de plus important dans la vie que de garder ou retrouver la santé !

Partie 2
Alimentation et recettes

1 Commencer facilement !

Manger selon l'approche d'Hildegarde de Bingen, c'est avant tout prendre de nouvelles habitudes alimentaires. Pour commencer, voici six bonnes raisons de changer !

1 - C'est bon pour les papilles !

En effet, c'est une alimentation agréable à cuisiner et à déguster et ce détail n'est pas négligeable ! On peut prendre pour exemple toutes les personnes qui participent pour la première fois à un brunch Hildegardien. Tous disent, que c'est bon, voire meilleur que d'habitude ! Pourquoi ? L'explication est simple, l'épeautre non hybridé utilisé est une céréale au goût très fin, et elle est plus savoureuse que le blé ! Voici un premier secret pour tous les gourmands !

2 - C'est « bon-bon » pour le moral !

L'épeautre non hybridé, qui est à la base de cette alimentation, est très riche en tryptophane. Cet acide aminé est le précurseur de la sérotonine. Or, celle-ci est aussi appelée « l'hormone du bonheur », car elle agit favorablement sur notre moral ! A chaque tartine de pain, on mange donc ce qu'il faut pour être heureux !

On comprend déjà un peu mieux pourquoi l'alimentation d'Hildegarde de Bingen est appelée très souvent « l'alimentation de la joie » !

3 - C'est bon pour éliminer l'acidité !

De la même manière que nous nous maintenons à une température constante, notre organisme oeuvre en permanence pour se maintenir à son pH idéal (le degré d'acidité ou d'alcalinité se mesure grâce au Potentiel Hydrogène). Car un excès d'acidité nuit gravement à notre santé. Il contribue notamment à une perte de nos minéraux, à une inflammation générale de l'organisme, à une baisse de notre système immunitaire, à un manque d'énergie... L'alimentation recommandée à base d'épeautre non hybridé favorise un bon équilibre acido-basique ce qui est essentiel au maintien d'une excellente forme !

4 - C'est plein de minéraux hautement assimilables !

Cette alimentation est donc très concentrée en minéraux, c'est l'ensemble de ces aliments qui vont contribuer à un bon équilibre acido-basique (comme mentionné ci-dessus) ! On retrouve notamment, beaucoup de fer, de magnésium, de calcium, des vitamines du groupe B, (si rares dans l'alimentation aujourd'hui).

Cette richesse minérale participe au bon fonctionnement de tous nos organes vitaux et évitent d'avoir recours aux compléments alimentaires pas toujours bio-disponibles... Tout est naturellement présent dans l'alimentation...

5 - C'est bon pour limiter les effets du stress !

Cette alimentation est aussi parfaitement adaptée aux personnes ayant un stress professionnel important ou des difficultés scolaires ou encore relationnelles.

Grâce à sa richesse, notamment en magnésium et aussi en tryptophane, les personnes seront plus détendues et feront mieux face aux exigences de la vie !

6 - C'est facile à cuisiner !

Pour manger, même sur le pouce, c'est possible et accessible à tous !

On trouve maintenant des biscottes et de nombreuses préparations faciles à cuisiner, établies selon l'approche d'Hildegarde de Bingen. Ainsi, pour les débutants, il est simple de mettre en oeuvre ses conseils en mangeant par exemple des pâtes « Hildegarde » ou encore du couscous prêt en quelques minutes...

7 - C'est simple à mettre en place !

Avec un minimum de changement, on peut déjà bénéficier d'un maximum de bienfaits !

Cette alimentation convient parfaitement pour tous les âges de la vie ! Elle est particulièrement adaptée pour les femmes enceintes et allaitantes, les nourrissons, les jeunes enfants et les adolescents, sans oublier les trentenaires, les femmes ménopausées et les personnes âgées ! Cette alimentation convient à tous (hommes, femmes et enfants) !

Même si on a eu une mauvaise alimentation au cours de sa vie, on peut toujours bénéficier des bienfaits de cette approche et constater déjà les résultats en l'espace d'un mois !

Pour résumer, « avec un minimum de préparation, on peut donc profiter au maximum de cette alimentation » !

Que ce soit pour les enfants ou les plus grands, la méthode de Sainte Hildegarde est accessible à tous et à tous les budgets…

2 Les bases de son alimentation

Pour bien démarrer, il faut commencer par des conseils généraux pour faire le tri entre les bonnes et les mauvaises habitudes de la maison.

Voici une foire aux questions qui permet de faire le point !

1 - Faut-il mettre des crudités à tous les repas ?

Hildegarde de Bingen recommande de manger plutôt les aliments cuits que crus ! Il est vrai que depuis 30 ans, la mode des crudités ne se dément pas ! Mais notre amie nous met en garde contre les régimes crudivores. Voici ses explications :

« *Si l'on mange des pommes, des poires ou des légumes crus ou d'autres crudités encore qui n'ont pas subi ni la chaleur ni quelque autre forme de préparation, ces aliments ne peuvent être transformés dans l'estomac et les intestins, faute d'avoir été préalablement tempérés.*

Les sucs nocifs que contiennent ces aliments et qui auraient dû être interceptés et neutralisés par la chaleur ou par quelque condiment comme le sel ou le vinaigre, ne leur ayant point été soumis afin d'être éliminés. Ces sucs se retournent contre la rate qu'ils détériorent, la font enfler, et la rendent ainsi douloureuse... Si ces sucs malsains s'en sont allés à la rate, c'est pour la blesser et la faire souffrir. »

En pratique, si l'on observe les personnes ayant une alimentation exclusivement crue, on constate après quelques années des problèmes importants de santé. Les aliments crus rendent la digestion plus difficile et ce, à cause des fibres dures, que l'organisme a du mal à digérer et à assimiler.

De plus sans cuisson, les germes et les parasites ne sont pas éliminés ce qui peut conduire à des pathologies comme la salmonellose. Enfin, certains nutriments ne peuvent être assimilés que cuits !

Comme l'enseigne Hildegarde, il faut réduire au minimum l'apport des crudités et favoriser les aliments cuits, pour rester en bonne santé !

2 - Comment faire un repas équilibré ?

Varier les aliments est une constante dès que l'on s'intéresse à l'alimentation moderne ! Hildegarde de Bingen n'est pas d'accord, elle préconise au contraire de manger presque toujours les mêmes ingrédients. Mais on peut les cuisiner différemment !

Cela peut sembler étonnant à première vue, mais dans les faits, les personnes le font quelles que soient leurs habitudes alimentaires. On mange souvent les mêmes marques de yaourts, le même pain, la même pizza, la même viande, les mêmes plats et desserts ...

On pourra, en mangeant les mêmes bases, varier facilement les repas, en réalisant les recettes de son choix (voir dernière partie du livre).

3 - Manger salé, est-ce une bonne habitude ?

Hildegarde de Bingen préconise de manger toujours salé, ce qui est aux antipodes des recommandations actuelles ! Mais là encore, il faut être vigilant, elle parle d'une cuisine saine et préparée à la maison. Il faudra aussi veiller à utiliser une quantité raisonnable de sel à chaque repas.

On évitera ainsi, les plats préparés qui eux contiennent beaucoup trop de sel sans parler des additifs... Comme on le constate souvent dans son approche, c'est le juste milieu qu'il faut observer !

4 - Faut-il ajouter des épices à tous les repas ?

La cuisine française est très riche en plantes-épices en tous genres que l'on a l'habitude d'ajouter dans les plats. C'est une bonne habitude à conserver.

Il faudra prévoir un petit panier avec les épices d'Hildegarde. Excellentes pour la forme, elles apportent aussi de nombreux bienfaits (un chapitre y est consacré un peu plus loin...)

5 - Faut-il manger chaud ou froid ?

A l'heure où le micro-onde est roi dans les cuisines, on peut se demander ce que Hildegarde de Bingen voulait dire par là au 12ème siècle ?

En fait, elle nous enseigne que si l'on commence le repas par un aliment froid, l'estomac en serait refroidi et la digestion ralentit. Ceci est tout à fait en accord avec les connaissances actuelles...

Au contraire, si l'on mange un aliment à température ambiante ou chaud, cela favorise la digestion et donc l'assimilation !

Il est important de prendre l'habitude de toujours commencer le repas par un plat chaud ou un plat à température ambiante ! Cela peut être une soupe, un cake de légumes, une tarte de légumes, etc...

6 - Faut-il changer la batterie de cuisine ?

Oui et non ! Il est certain que l'usage du micro-onde est proscrit si l'on veut profiter des bienfaits de cette approche. Celui-ci favorise la destruction des composants nutritionnels des aliments en les transformant en éléments toxiques nuisibles à notre santé.

Pour chauffer les aliments, on utilisera de préférence une casserole en inox, une bouilloire en inox, une marmite en fonte, une poêle en pierre naturelle ou encore un cuit vapeur en inox ou un four traditionnel !

De nouvelles habitudes certes, mais elles sont nécessaires à mettre en place pour pouvoir bénéficier de toutes les vertus de cette alimentation !

3 Les pièges alimentaires à éviter

Certains aliments sont déconseillés totalement dans l'approche d'Hildegarde de Bingen.

Il est vrai qu'il y a de quoi être « bouleversé » en lisant les recommandations d'Hildegarde, car nos chères habitudes culinaires s'en trouvent quelque peu mises à mal !

Beaucoup de personnes pensent d'ailleurs que ces conseils sont obsolètes, or dans la plupart des cas, l'expérience nous a prouvé le contraire !

A défaut d'avoir une étude clinique sur le sujet, c'est grâce à de multiples expérimentations que l'on a pu vérifier l'impact positif de ces changements radicaux ! Chaque essai a permis de perfectionner et de comprendre l'impact négatif de ces aliments. Trois fruits et un légume ainsi qu'une viande sont déconseillés totalement chez Hildegarde de Bingen, il s'agit des aliments suivants :

- la pêche
- la prune
- la fraise
- le poireau
- le porc

Apparemment inoffensifs à première vue et même savoureux, ces aliments ne le sont en fait absolument pas !

Voici quelques témoignages intéressants pour mieux comprendre leurs rôles dans de nombreuses pathologies.

Mme G :

Chaque année, au mois de juillet, je constate l'apparition de petits boutons sur ma peau…

Après plusieurs années, je finis par identifier le coupable, il s'agit du prunier planté au fond de mon jardin ! En effet, suite à une récolte abondante, j'ai pris l'habitude de manger en grande quantité des prunes tous les jours. Je les cueille aussi afin de préparer de délicieuses confitures pour en manger tout l'hiver. Délicieuses, pas si sûr au vu du résultat ! En tous les cas, depuis que je ne mange plus de prunes, je n'ai plus de boutons à cette période de l'année…

Mme E :

Atteinte de polyarthrite rhumatoïde depuis de nombreuses années, je mange de la soupe à la française chaque soir élaborée avec les poireaux de mon jardin !

Jusqu'ici, tout va bien (façon de dire), car en réalité, tout va mal ! Je souffre de nombreuses douleurs et je peux bouger de moins en moins. Après un premier contact avec l'approche d'Hildegarde, je décide de retirer le poireau de ma soupe sans grande conviction… Entre temps, je prends aussi les plantes et conseils recommandés par Hildegarde de Bingen, je suis son alimentation à base d'épeautre. Ma vigilance faiblit, car je ne souffre presque plus ...

Invitée chez ma belle-mère, je mange une tarte aux poireaux, sans me soucier nullement ! Quelle ne fût pas ma surprise le lendemain, les douleurs sont revenues de plus belle ! Cette fois-ci, j'ai bien compris la leçon...

Ces effets ont été constatés chez des dizaines de personnes... Les poireaux et les prunes ainsi que les autres aliments déconseillés favorisent les douleurs rhumatismales et les entretiennent... Mais pourquoi un tel mécanisme ?

Dans ses écrits, Hildegarde de Bingen nous précise que ces aliments favorisent l'écoulement de la bile noire. Des études sont actuellement en cours pour comprendre le mécanisme complexe de ce processus ! Cette bile noire va se répandre ensuite dans tout le corps, pour l'affaiblir et le rendre malade comme nous l'enseigne Sainte Hildegarde. Ce mécanisme est encore au stade de la découverte ; le Dr Van Hecken (médecin belge) travaille sur cet aspect, afin de mieux en comprendre les tenants et les aboutissants.

Hildegarde de Bingen est très en avance sur son temps comme on le voit dans de nombreux conseils efficaces qu'elle nous recommande. Cela marche, mais pourquoi ? La science n'est pas toujours en mesure de l'expliquer et pourtant cela a été écrit au moyen-âge ! C'est pourquoi, pour le moment, on s'appuie sur les faits, avant de finir par comprendre un peu plus tard grâce à la science moderne la raison exacte de ces recommandations !

Selon Hildegarde de Bingen :

Voici des extraits où elle décrit l'action néfaste des aliments cités :

Pêche : « Ce fruit ne convient ni à un bien-portant ni à un malade car il abolit le mélange harmonieux des humeurs qui sont en l'homme, et génère des glaires dans l'estomac. »

Prune (pruneau) : « *Le fruit du prunier est aussi nocif et dangereux à manger pour un bien-portant et un malade, car il brasse l'atrabile, accroît les sucs amers de l'organisme et fait bouillonner absolument tous les germes de la maladie dont l'homme est porteur. Le prunier a comme signature la colère.* »

Fraise : « *Le fraisier génère en l'homme des glaires et ne sert à faire aucun remède. Des fruits, les fraises, produisent une sorte de sécrétions dans l'organisme, et ne sont pas bonnes à manger ni pour les bien-portants, ni pour les malades, parce qu'elles croissent tout près du sol et dans de l'air lui-même putride.* »

Poireau : « *Il éveille en l'homme une fièvre des sens. Cru, il est aussi exécrable et mauvais à manger que la mauvaise herbe qui n'a point d'utilité, car il met le sang et les humeurs de l'organisme à l'envers en suscitant un tourbillon qui empêche la bonne génération du sang et la purification des humeurs putrides.* »

On ajoutera à cette liste, un cinquième aliment, il s'agit d'une viande que l'on mange couramment, et même du matin au soir dans certaines régions françaises ! Rien ne vaut la lecture du point de vue d'Hildegarde de Bingen, pour mieux comprendre :

Le porc : « *Le porc n'est point sain mais vicieux, il n'est bon à manger ni pour les bien-portants, ni pour les malades dont il ne diminue ni les engorgements ni aucune autre disposition morbide de l'organisme, qu'il accroît au contraire* ».

La bonne nouvelle s'il y en a une, c'est que la liste des aliments totalement déconseillés s'arrête là !

Toutefois, il est vrai qu'il y a des aliments peu conseillés dans son approche comme le chou ou les lentilles mais si l'on en mange de façon limitée, on restera en bonne santé !

D'autant plus, qu'Hildegarde de Bingen nous dit : « si l'on mange deux aliments bons, et un troisième peu conseillé, les deux aliments bons neutralisent le troisième » !

C'est pourquoi, il est important d'apprendre à équilibrer notre assiette à la manière d'Hildegarde, afin d'éviter les carences, sources de nombreuses pathologies (à voir dans le chapitre concerné)...

Notes personnelles :

4 Les six épices à mettre dans la cuisine

Hildegarde nous décrit de nombreuses plantes-épices à utiliser dans la cuisine. Pour débuter, il n'est pas utile de toutes les connaître, ce qui serait très fastidieux !

Voici une sélection de 6 plantes indispensables, à incorporer dans son alimentation au quotidien, afin de profiter de leurs bienfaits :

- cannelle
- cumin
- pyrèthre
- galanga
- hysope
- serpolet.

Afin de mémoriser plus facilement les bienfaits de chaque plante, voici des mots-clefs associés, qui reprennent la principale action à retenir :

- cannelle (harmonie corporelle)
- cumin (digestion du fromage)
- pyrèthre (assimilation)
- galanga (cœur)
- hysope (foie et poumon)
- serpolet (peau).

On pourra créer un panier d'épices « Hildegarde » afin de les introduire facilement dans sa cuisine et sur la table. Il est conseillé de débuter en ajoutant les épices avec parcimonie. Par exemple, le galanga a un goût très fort, il faut s'habituer petit à petit.

Le pyrèthre est très utilisé pour ses bienfaits, on peut le rajouter à la dernière minute ou encore l'incorporer pendant la cuisson ou directement dans l'assiette.

La cannelle peut être incorporée dans tous les plats salés et sucrés, mais attention au surdosage qui peut apporter des petits boutons sur la peau...

L'hysope est à utiliser toujours cuite en particulier avec le poulet, dont elle relève particulièrement bien le goût ! Le serpolet est excellent pour la peau, mais il ne faut pas trop en mettre, on peut l'utiliser en remplacement du thym dans de nombreux plats...

Enfin le cumin, que l'on retrouve beaucoup dans la cuisine orientale donne une petite touche agréable et accompagne dans l'approche d'Hildegarde les fromages de manière remarquable !

Chaque plante-épice est utilisée en fonction de ses bienfaits et sera très utile pour faire des plats savoureux, riches en goût ! Mais attention, ce sont aussi des plantes ayant des principes actifs...

Nous allons maintenant, les décrire une à une afin de les connaître en profondeur pour une utilisation optimale.

CANNELLE
(Cinnamomum verum)
Harmonie corporelle

Description :

Le cannelier est un arbre originaire du sud de l'Asie. On utilise l'écorce de cet arbre en cuisine et aussi pour fabriquer de nombreuses préparations naturelles.

Phytothérapie classique :

Propriétés antivirales (contre les virus), elle stimule les fonctions cardiaques et respiratoires.

Vertus selon Hildegarde de Bingen :

« La cannelle a de puissantes vertus... Si l'on en prend souvent, elle réduit les humeurs viciées de l'organisme et assure des humeurs saines. »

En cuisine :

Très utilisée pour parfumer le vin chaud et aromatiser les compotes de pommes, les gâteaux... On la retrouve aussi dans les plats mijotés de viande ou de poisson. En fait, elle peut être ajoutée en sucré et en salé au quotidien.

Son goût :

Goût agréable, légèrement chaud, avec des notes boisées.

En pratique :

A ajouter partout, en petite quantité.

Cumin
(Cuminum cyminum)
Digestion des fromages

Description :

Plante médicinale dont on utilise les graines.

Phytothérapie classique :

Le cumin favorise la digestion et est galactogène (stimule l'allaitement).

Vertus selon Hildegarde de Bingen :

« Si l'on ne supporte pas bien le fromage, on le saupoudrera d'un peu de cumin. »

En cuisine :

On l'utilise pour accompagner tous les fromages.

<u>Nota :</u> pour ceux qui ne digèrent pas le fromage de vache et les produits laitiers en général, le fait d'ajouter du cumin à la préparation aidera à combattre les maux de ventre et les autres réactions qui y sont liées (rougeurs de la peau, etc...).

Son goût :

Légèrement épicé, proche du fenouil.

En pratique :

Prendre une pointe de couteau de cumin, avec un morceau de fromage. On peut aussi l'ajouter en graines dans les fromages frais.

PYRETHRE
(Anacyclus pyrethrum)
Assimilation

Description :

On utilise la racine de cette plante qui pousse au Maroc.

Phytothérapie classique :

Pas utilisée en phytothérapie classique occidentale.

Vertus selon Hildegarde de Bingen :

« (…) Séché ou cuit avec de la nourriture, il est bon et utile pour les malades et les bien-portants. (…) Il chasse ce qui est malsain et empêche d'être malade. »

En cuisine :

Le pyrèthre peut se mettre directement dans les plats que l'on cuisine ! Il n'a pas de contre-indication connue.

IMPORTANT : **utiliser la racine du pyrèthre*. Vérifier le nom latin, car les autres sortes de pyrèthre sont toxiques…**

Son goût :

Léger goût de terre.

En pratique :

Une pincée à mettre dans tous les plats, pendant la cuisson ou au moment de servir.

**A acheter dans les boutiques spécialisées.*

GALANGA
(Alpinia officinarum)
Cœur

Description :

On utilise le rhizome (la tige souterraine), une fois celui-ci séché. Plante peu connue en Europe, le galanga est originaire d'Asie.

Phytothérapie classique :

Aide dans les troubles digestifs.

Vertus selon Hildegarde de Bingen :

« Le galanga est d'une chaleur parfaite, il ne recèle nulle froideur et il est plein de force »

En cuisine :

Très utilisé dans la cuisine selon Hildegarde, on le retrouve dans tous les plats. C'est un grand conseil pour le cœur ! Il est utile en prévention de tous les problèmes cardiaques.

Son goût :

Epicé, ressemble au paprika.

En pratique :

Une pincée à mettre dans tous les plats, mais avec modération, car il a une saveur piquante ! Cette épice va particulièrement bien avec les soupes, les mijotés, en remplacement du piment.

HYSOPE
(Hyssopus officinalis)
Foie et poumon

Description :

Pousse volontiers dans les terrains rocailleux et de préférence près des côtes de la Méditerranée. On cueille ses feuilles et sommités fleuries.

Phytothérapie classique :

Elle est utilisée dans les problèmes respiratoires, les digestions difficiles, en usage interne.

Vertus selon Hildegarde de Bingen :

« L'hysope est bonne dans tous les mets. Cuite et pulvérisée, elle est plus profitable que crue. Prise dans la nourriture, elle rend le foie alerte et assainit quelque peu aussi les poumons. »

En cuisine :

L'hysope doit être cuisinée avec d'autres aliments et non seule et elle doit être cuite ! On peut la mettre avec du poulet (agit contre la tristesse), dans la soupe ou les plats...

Son goût :

Légèrement piquant.

En pratique :

Mettre une pointe de couteau dans les plats pendant la cuisson, cela est suffisant !

SERPOLET
(Thymus serpyllum)
Peau

Description :

Le serpolet est de la même famille que le thym. Il pousse au milieu des herbes et donne un parfum agréable en été aux pelouses des prairies sauvages.

Phytothérapie classique :

Il est utile pour lutter contre la toux, les bronchites, les refroidissements.

Vertus selon Hildegarde de Bingen :

« Il a un effet purifiant et donne une belle peau ».

En cuisine :

Le serpolet remplace l'usage du thym. On peut l'utiliser dans les plats mijotés, dans toutes les préparations culinaires pour profiter de ses bienfaits. On conseille le serpolet en poudre (à mettre dans l'alimentation) à toutes les personnes ayant des problèmes de peau.

Son goût :

Ressemble au thym.

En pratique :

A mettre en remplacement du thym dans tous les plats mijotés, dans la soupe, avec du poulet ou du poisson.

5 L'épeautre non hybridé

Cette céréale est excellente pour tous d'après les écrits d'Hildegarde de Bingen.

Nous allons découvrir ensemble comment la choisir afin de profiter de ses bienfaits subtils !

1 - Ce qu'il faut retenir :

Selon Hildegarde de Bingen : « L'épeautre est la meilleure des céréales. Il a vertu de réchauffer et d'engraisser, il est très riche et plus tendre que tous les autres grains.

L'épeautre assure une bonne chair. Il génère du sang de qualité, confère la gaieté au coeur et la grâce d'une belle humeur. De quelque façon qu'on le mange, sous une forme ou une autre, comme pain, ou comme tel (autre préparation cuite), l'épeautre est excellent et délicat. »

On peut utiliser cette céréale de la même façon que le blé. Son goût est quasiment identique, et on peut faire ses recettes habituelles en changeant simplement de farine, comme par exemple : les crêpes, les gâteaux, les sauces...

's sont les bienfaits de l'épeautre ?

…peautre est une céréale de la famille des poacées. Bien que l'on retrouve dans cette même famille l'épeautre et le blé, elles sont toutefois distinctes et ne doivent pas être confondues. Pour mieux comprendre ses bienfaits nutritionnels, voici les chiffres issus d'une analyse du Dr Strehlow extraits de son livre « Die Ernährungstherapie der Hildegard von Bingen » Rezepte, Kuren, Diäten, Knaur Verlag München 2009.

L'épeautre est une céréale riche en de nombreux nutriments…

- Il contient des protéines (12 à 20%), excellentes pour tous en particulier dans le cadre d'un régime végétarien.

- Il contient des glucides complexes (75%) et des fibres qui contribuent à prévenir de nombreuses pathologies en particulier la prévention des problèmes cardio-vasculaires, le diabète et favorisent l'équilibre digestif...

- Il renferme tous les minéraux et oligo-éléments nécessaires à la fabrication naturelle et au maintien d'une bonne ossature.

- Il assure aussi un parfait équilibre acido-basique grâce à sa richesse minérale. Problème numéro 1 de tous les contemporains !

- Dans le germe d'épeautre, on trouve de la vitamine A (qui favorise une bonne vision et une bonne croissance et protège l'organisme contre les infections), de la vitamine D (qui joue un rôle important pour garder de bonnes dents et de bons os et qui participe au bon fonctionnement de notre système immunitaire), et de la vitamine E (antioxydant majeur, elle a des propriétés anti-inflammatoires et participe au bon fonctionnement du coeur).

• L'épeautre est riche en vitamine B1 (la thiamine est indispensable à la production de l'énergie et à la croissance), en vitamine B2 (la riboflavine sert entre autres à la fabrication des globules rouges et des hormones) en vitamine B6, (la pyridoxine a un rôle important dans l'équilibre psychique et la régulation du taux de sucre dans le sang).

• Il est également riche en thiocyanate, une panacée naturelle aux propriétés multiples telles que anti-inflammatoire, anti-allergique, anti-tumorale et qui participe à la stimulation du système immunitaire.

« Le thiocyanate stimule le système immunitaire, la formation du sang, la croissance cellulaire. Il veille à ce que les substances cancérigènes telles que les radicaux libres et les toxines ne puissent pas traverser la membrane cellulaire des cellules de l'organisme. L'épeautre est un aliment idéal dans la protection contre le cancer ».

Citation du professeur Dr. Wolfgang Weuffen (Greifenwald) qui a étudié cet épeautre (Allemagne).

Comme on vient de le voir, l'épeautre est bénéfique pour tous, il est en particulier :

- **très digeste.**
- **anti-tumoral (riche en thiocyanate).**
- **anti-inflammatoire.**
- **anti-allergique.**
- **immunostimulant (stimule l'immunité).**
- **régule le taux de cholestérol dans le sang.**

- **idéal pour avoir un sang de bonne qualité.**
- **régule le poids.**
- **régule naturellement l'humeur, l'anxiété, la déprime (riche en tryptophane).**

Le Dr Strehlow a constaté une amélioration des pathologies de ses patients de l'ordre de 80% dès lors qu'ils mettent en place une alimentation à base d'épeautre non hybridé. Notamment, dans les rhumatismes, les allergies, les maladies de peau, les maladies digestives et métaboliques, les troubles nerveux tels que la dépression...

On utilise le Grand épeautre (Triticum spelta). On trouve l'épeautre en farine. Il est recommandé de prendre du Grand épeautre T65 pour faire les gâteaux, le pain, les tartes, les biscuits.... On peut utiliser aussi le Grand épeautre T110 ou T150 plus complet en particulier pour le pain.

Il existe aussi sous forme de grains, de riz, de pâtes, de couscous, de semoule, de concassé... On trouve également du lait d'épeautre et de la bière d'épeautre.

3 - Grand épeautre ou Petit épeautre ?

Une confusion de vocabulaire (en français) existe entre le Petit épeautre ou engrain (Triticum monococcum), et le Grand épeautre ou épeautre (Triticum spelta). Ces dénominations très proches définissent en fait des produits différents (on le voit en premier par le nom latin).

Le Petit épeautre ou engrain = Triticum monococum

Le Grand épeautre ou épeautre = Triticum spelta

Dans la pratique, on utilise le Grand épeautre non hybridé suivant l'enseignement d'Hildegarde de Bingen. Le Petit épeautre est une bonne céréale pour la santé et on peut l'utiliser ! Mais les meilleurs résultats ont été constatés avec le Grand épeautre non hybridé !

Il se compose aujourd'hui de plusieurs variétés sélectionnées pour leur pureté et pour garantir leur non-hybridation. En voici quelques exemples :

- le Grand rouquin
- l'Oberkulmer
- le Frankenkorn

Le Dr Strehlow qui utilise dans sa clinique en Allemagne uniquement du Grand épeautre non hybridé affirme (avec plus de 30 ans de pratique) n'avoir décelé aucun cas d'allergie à cette céréale, avec les variétés susmentionnées.

Attention toutefois à ce qui va suivre :

Dans le commerce ou en magasin bio, on trouve de l'épeautre ou Grand épeautre, mais il ne s'agit pas de ces variétés, elles sont en général hybridées et elles n'ont malheureusement pas les bienfaits cités en amont.

Le Grand épeautre hybridé avec du blé quant à lui, perd plus de la moitié de ses bienfaits.

(Voir le schéma simplifié ci-après) :

Grand épeautre non hybrydé	100% Epeautre
Grand épeautre hybrydé	90% Epeautre 10% Blé

En Allemagne, on utilise uniquement l'épeautre « dinkel » Grand épeautre non hybridé, et pour garantir sa qualité, le label Hertzka a été mis en place.

Ce label garantit une céréale naturelle cultivée loin des polluants modernes.

4 - Comment le cuisiner ?

On conseille aux débutants de commencer par utiliser la farine (pain, gâteaux, tartes…) et les pâtes, le couscous. On peut faire son pain soi-même (voir les recettes faciles à appliquer à la fin de ce livre.) Ensuite, dans un deuxième temps on peut aussi consommer la semoule fine, pour épaissir les desserts et les flocons pour faire une bouillie.

Au fil du temps et des recettes, on pourra utiliser l'épeautre sous toutes ces formes. Petite présentation…

EPEAUTRE PRET A CONSOMMER

Pour débuter avec l'épeautre non hybridé, on peut s'y mettre de façon simple et pratique. L'épeautre non hybridé existe tout prêt sous la forme de :

- biscottes
- couscous précuit
- bière d'épeautre

- muesli ou corn flakes d'épeautre
- gâteaux (pain d'épices, biscuits...)
- pain (encore rare, mais on peut en trouver).

LA FARINE

On peut aussi avantageusement utiliser la farine d'épeautre non hybridé pour de nombreuses utilisations :

- pains (machine à pain ou fabrication à la main)
- gâteaux fait maison
- sauces
- crêpes...

Il suffit de faire les recettes habituelles en remplaçant la farine de blé par la farine d'épeautre !

LE QUOTIDIEN

Les produits à base d'épeautre faciles à utiliser pour débuter :

- le vermicelle
- le couscous
- la semoule fine
- les pâtes
- les lasagnes.

Trois autres formes d'épeautre peuvent être utilisées, il s'agit du grain, du riz d'épeautre et du concassé.*

*(Les appellations peuvent varier en fonction des fournisseurs).

Le grain

On commence par faire tremper une nuit les grains dans de l'eau avec un peu de jus de citron. Ceci pour éliminer l'acide phytique qui empêche l'absorption de certains nutriments.

Puis le mettre à cuire comme du riz classique, pendant 30 minutes à feu moyen, puis éteindre et laisser gonfler 30 minutes. C'est prêt !

Le riz d'épeautre

Idéal, car il n'a pas besoin d'être trempé ! En effet, il a perdu son enveloppe extérieure grâce à son passage dans une machine spécialisée.

Il cuit rapidement en 15 à 20 minutes comme du riz classique.

Le concassé

Il s'utilise comme le boulgour de blé. En ce qui concerne la cuisson, elle sera identique au riz classique. Par contre, il faudra l'égoutter dès la fin de la cuisson.

Ces multiples formes que l'on vient de découvrir permettent d'en faire un aliment de base très utile pour toute la famille !

Dernière curiosité, on peut aussi découvrir le café d'épeautre, il existe soluble ! Il remplace avantageusement le café classique qui a plutôt tendance à avoir un effet déminéralisant (favorise la perte des minéraux). Le café classique participe aussi à l'affaiblissement des fonctions hépatiques.

Le café d'épeautre quant à lui apporte de nombreux minéraux et participe à la détente. Il a donc un effet anti-stress... Encore une bonne raison de l'incorporer à chaque repas !

5 - Comment intégrer l'épeautre à son menu ?

Pour commencer, il est conseillé de manger du pain d'épeautre à chaque repas.

Ensuite on peut remplacer les pâtes classiques par des pâtes à l'épeautre, le couscous classique par le couscous à l'épeautre, le riz classique par du riz d'épeautre etc...

Pour un effet optimal, on consommera l'épeautre sous deux formes différentes à chaque repas, dans la mesure du possible. Par exemple, du pain et des pâtes ou encore du pain et un entremet à la semoule d'épeautre.

6 - Faut-il observer des précautions pour passer du blé à l'épeautre non hybridé ?

C'est une question fréquente qui a un grand intérêt ! En effet, il est préférable de changer progressivement ses habitudes alimentaires en particulier pour les personnes ayant des intolérances alimentaires (voir le chapitre concerné). Pour les familles ayant des enfants en bas-âge, on peut facilement faire des bouillies à base de semoule fine d'épeautre ou encore des crêpes. Cette petite astuce permet de modifier les habitudes sans changer le goût et l'aspect des aliments. Pour les familles ayant des adolescents, le pain d'épeautre à la machine est un bon compromis pour une approche en douceur !

7 - Observer les bienfaits par soi-même !

En consommant l'épeautre non hybridé chaque jour, on pourra constater les bienfaits suivants :

- une amélioration du transit intestinal !
- un meilleur moral !
- une perte de poids de 1 à 3 kg !
- des cheveux brillants !
- des ongles solides !
- une digestion facilitée !
- une résistance supérieure à la fatigue physique !
- une baisse de la fréquence des problèmes hivernaux !

Grâce à l'épeautre non hybridé, on pourra ainsi redécouvrir la joie de cuisiner des produits sains tout en améliorant nettement sa forme physique !

Poireau → non

6 Le choix des bons légumes

Dans l'approche d'Hildegarde, on peut manger des légumes, mais pas n'importe lesquels !

On sait maintenant que le poireau, n'est pas un aliment recommandé. Parmi tous les légumes et les aliments en général, elle distingue trois catégories :

- les aliments « supers » (très recommandés)
- les aliments « moyens » (moins recommandés)
- les aliments « basses catégories » (peu recommandés).

Il est important d'avoir ces trois notions toujours à l'esprit ! Un aliment n'est pas mauvais, en soi ! Il est simplement judicieux pour rester en bonne forme de le mettre moins souvent au menu ! Plus l'aliment est « déclassé », moins souvent, il faudra le mettre dans son assiette !

Ainsi, on pourra conserver tous les bienfaits de cette alimentation et continuer à varier les plaisirs selon les saisons et au gré des envies !

Afin de mieux comprendre, voici un camembert chiffré avec les principaux légumes recommandés par Hildegarde de Bingen :

Les légumes selon Hildegarde

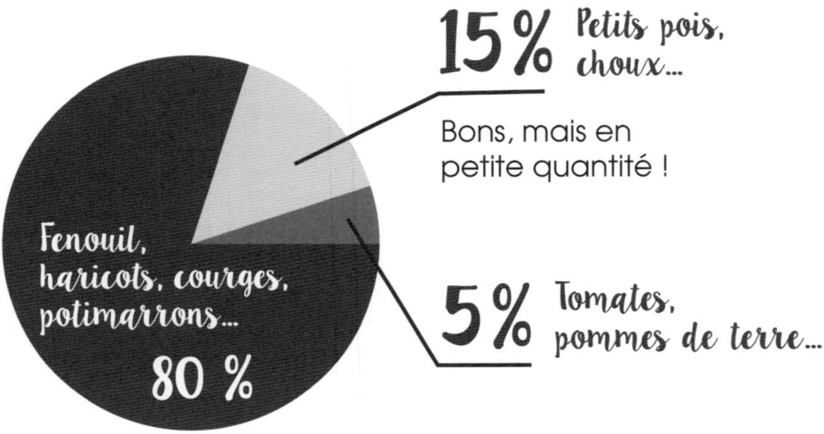

Comme on le voit sur ce graphique, certains légumes sont recommandés à 80 % alors que d'autres le sont beaucoup moins ! Pour mieux comprendre une telle différence, on va détailler un peu plus loin, les légumes les plus utilisés. Même si les pommes de terre ne sont pas des légumes, on les ajoute ici, car souvent, les personnes considèrent ce tubercule ainsi ! Cette constatation a été réalisée par une étude en 2004 du Credoc, sur les croyances alimentaires des français.

On pourrait faire dans son assiette un mélange subtil en privilégiant au quotidien, les légumes les plus bénéfiques, les autres (les 15%) seront ajoutés de temps à autres avec parcimonie.

Concernant les 5% (tomates, poivrons, pommes de terre), ils appartiennent à la famille des solanacées. Selon le Dr Strehlow, il est recommandé d'en manger le moins possible, car ces aliments favoriseraient le cancer. On pourra toutefois en consommer mais seulement de temps en temps...

Une portion de frites, cela fait toujours plaisir, mais seulement une fois en passant !

Comme on le voit dans son approche, certains légumes sont à consommer en priorité chaque jour, d'autres à mettre moins souvent au menu...

Pour bien suivre les recommandations d'Hildegarde de Bingen, voici un zoom, sur les meilleurs légumes à consommer !

FENOUIL

Le fenouil est excellent pour tous et devrait être consommé plusieurs fois par semaine cru ou cuit ou mélangé dans des préparations...

Selon Hildegarde de Bingen :

« De quelque manière qu'on en mange, le fenouil rend joyeux, assure un teint frais ainsi qu'une agréable odeur corporelle, et assure de surcroît une bonne digestion ».

Utilisation :

Cru en salade (seul légume conseillé sans cuisson), cuit dans une potée ou à la poêle, dans la soupe...

LES HARICOTS

Les haricots sont excellents sous toutes les formes et peuvent prendre une grande place dans la cuisine. Haricots beurre, haricots verts, haricots plats…

Selon Hildegarde de Bingen :

« Les haricots renferment un principe réchauffant, ils constituent une excellente nourriture pour les forts et les bien-portants. (…) La farine de haricots est (…) bonne et profitable aux malades et aux bien-portants. »

Utilisation :

Cuits, ils peuvent être utilisés chauds ou froids.

LES COURGES

Dans la famille des cucurbitacées, il y a un choix exceptionnel. On pourra varier les couleurs, du blanc au plus orangé : par exemple : courge musquée, potimarron, potiron, courge spaghetti, pâtisson…

Selon Hildegarde de Bingen :

« Les courges sont sèches et froides. Leur croissance se fait sous l'effet de l'air. Elles sont bonnes à manger, tant pour les malades que pour les bien-portants. »

Utilisation :

En soupe, en gratin, en poêlées, en purée, en gâteaux, en cake, en confiture…

On pourra ajouter à cette liste d'autres légumes et condiments :

- les betteraves rouges
- les navets blancs et jaunes.
- le panais
- le céleri cuit
- les carottes
- les oignons cuits
- l'ail cru

Pour rester en bonne forme, on privilégiera de préférence, les légumes les meilleurs au quotidien… On ajoutera, les moins bien notés de temps en temps…

LA SALADE

Selon Hildegarde de Bingen :

« (…) Consommée sans assaisonnement, son suc, qui n'a nulle vertu, rend le cerveau vide et remplit l'estomac et les intestins de matières malsaines. Si l'on veut manger de la salade verte, on accommodera d'abord les feuilles avec de l'aneth, du vinaigre, ou de l'ail, de sorte qu'elle eût le temps de s'imprégner de ces condiments avant d'être mangée. Ainsi préparée, elle fortifie le cerveau et assure une bonne digestion. »

Utilisation :

En accompagnement d'un plat à base d'épeautre (tarte, crumble de légumes, galette, lasagne aux légumes, steak d'épeautre, quenelles en sauce, cake de légumes...)

Recette

Salade selon Hildegarde de Bingen

1/ Choisir une salade verte (laitue pommée +++).

2/ Préparer une sauce salade avec (vinaigre de vin, ail cru, aneth, huile végétale de chanvre, sel, poivre blanc).

3/ Ajouter deux cuillères à soupe de grains d'épeautre cuits.

4/ Laisser reposer 10 min avant de la consommer.

NB : Dans l'approche d'Hildegarde, on privilégie l'huile de chanvre ou de noix ou encore de tournesol, elle indique l'huile d'olive plutôt en externe. *(Cette salade ainsi préparée est bénéfique pour le transit et apporte de nombreux minéraux, on peut y ajouter aussi des noix ou des amandes blanches).*

Tous ces « légumes hildegardien » seront incorporés le plus souvent possible, c'est-à-dire le midi et le soir. Il est important de toujours se rappeler que chaque menu doit contenir un légume, non seulement pour assurer un bon transit, mais surtout pour conserver la santé, notre bien le plus précieux !

7 Un mode de vie végétarien ?

Végétarisme : oui et non ! En fait, il conviendra de manger un maximum végétarien. Hildegarde de Bingen n'est pas végétarienne, mais a contrario, elle ne conseille pas non plus de manger de la viande dans n'importe quelle situation de santé et encore moins tous les jours…

De façon générale, on peut considérer que le boeuf, l'agneau, et le poulet sont de bonnes viandes que tout le monde peut consommer mais il peut y avoir, dans certaines pathologies, des restrictions.

Pour les personnes ayant les jambes lourdes, par exemple, il conviendra d'éviter de manger du boeuf ! (favorise le ralentissement de la circulation sanguine)

Dans ces cas particuliers, il sera judicieux de prendre conseil auprès d'un(e) Conseiller(e) Hildegardien® ou d'un Naturopathe Hildegardien® ou encore un médecin spécialisé pour avoir un avis personnalisé.

Ce qui est sûr, c'est que l'on évitera le porc (qui favorise l'apparition de toutes les maladies selon ses écrits) …

Parmi les poissons, le choix est compliqué car elle préconise beaucoup le poisson de rivière, ce qui est difficile à trouver de nos jours. On retiendra qu'il faut préférer des poissons à écailles issus de la pêche. Il faut toujours acheter si possible le poisson entier (avec la tête, car avec les yeux on peut voir l'état, gage de fraîcheur)... Eviter le poisson d'élevage, sauf s'il a le label « agriculture biologique ». On peut recommander toutefois le cabillaud, la truite, le bar...

Une autre source de protéines se trouve dans les oeufs. Ils sont autorisés en quantité raisonnable, on peut d'ailleurs les préparer de diverses façons.

Une dernière source de protéines importante se trouve aussi dans les légumineuses. Le pois chiche étant la meilleure, on pourra le consommer en priorité. Les haricots secs sont aussi recommandés.

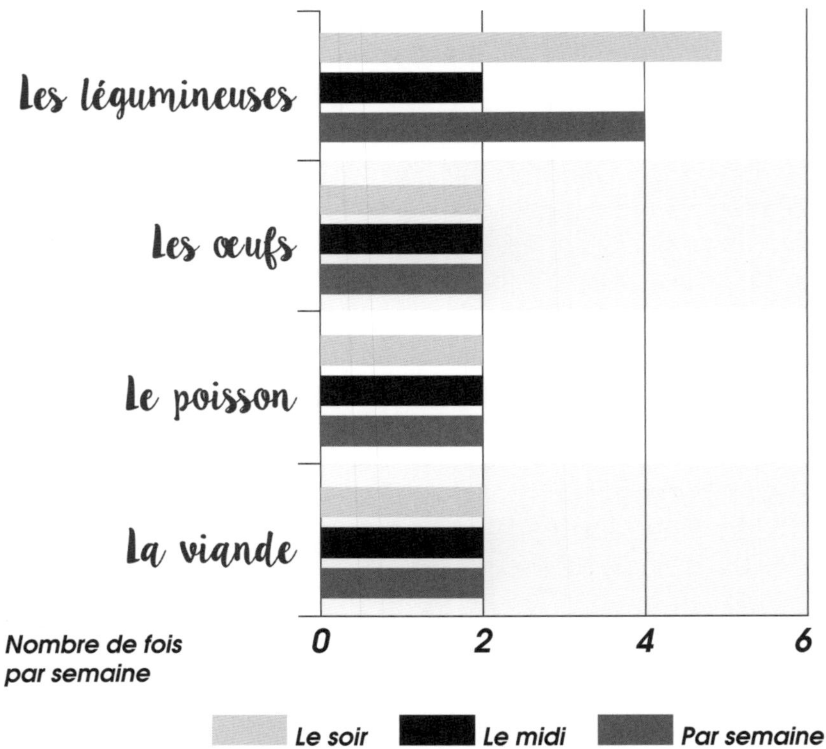

Tableau de répartition des protéines pour une semaine type de 0 à 6 jours.

Comme on le voit à travers ce tableau récapitulatif, il est important de manger des protéines de diverses sources (animales, végétales). Il faut rappeler tout de même que l'épeautre non hybridé est également très riche en protéines.

Les protéines jouent un rôle important au niveau corporel. Elles participent au renouvellement des tissus musculaires, des phanères (cheveux, ongles, poils), de la matrice osseuse, de la peau, etc.

Elles assurent de nombreuses fonctions physiologiques et notre corps a besoin de cet apport protéinique pour assurer de nombreuses fonctions vitales.

Nos mauvaises habitudes modernes nous ont fait adopter essentiellement une source de protéine animale ! Quelle erreur, il ne faut pas oublier les précieuses protéines végétales ! Cet apport doit être comblé petit à petit en reprenant de saines habitudes !

INFOS

Voir le chapitre (10 recettes simples pour bien débuter), on y trouve une recette pour consommer du pois chiche de façon agréable et facile à préparer ! C'est avec une alimentation équilibrée, comme nous le propose Hildegarde de Bingen, que l'on pourra intégrer chaque ingrédient dans sa juste mesure !

Notes personnelles :

8 Les meilleures boissons à adopter

Une petite soif, oui, mais il faut bien choisir ! Certaines boissons actuelles sont très riches en sucres et acidifiantes ! Elles favorisent la perte de nombreux minéraux essentiels... Il est important dans ce contexte de faire un choix éclairé !

Le choix des boissons est assez large dans l'approche proposée par Hildegarde de Bingen et pourra convenir au plus grand nombre :

EAU DE SOURCE

On peut boire de l'eau de source en bouteille (idéalement bouteille en verre)… On choisit des eaux peu minéralisées, comme Mont Roucous, Montcalm, Volvic…).

JUS DE FRUITS

On peut prendre un jus de fruit fait maison ou de qualité biologique, de préférence conditionné en bouteille en verre. On peut ajouter cependant une petite mie de pain d'épeautre afin de neutraliser l'acidité du jus. Les plus appréciés seront le jus de raisin, de pomme ou d'orange…

TISANES

On peut aussi préparer des tisanes avec les plantes du jardin (menthe, romarin, lavande, mélisse…) et en boire tout au long de la journée. On pourra aussi faire des tisanes avec d'autres plantes…

On trouve aussi facilement des mélanges de plantes en sachets, prêtes à l'emploi.

La tisane de fenouil restera la meilleure boisson !

Recette

Tisane de fenouil :
2 à 3 cuillères à soupe de graines de fenouil pour un litre d'eau.
Laisser infuser 5 min, puis filtrer ! Boire tiède !

BIÈRE D'ÉPEAUTRE

Bonne au goût, la bière d'épeautre est aussi très recommandée pour les personnes ayant une faiblesse rénale. On pourra en consommer une par jour en cas de besoin ou pour se faire plaisir !

CAFÉ D'ÉPEAUTRE

Soluble ou à préparer soi-même, il est étonnant par sa saveur douce (éviter d'ajouter du lait de vache) …

Recette

Café d'épeautre "maison" :
3 cuillères à soupe de grains d'épeautre torréfiés pour un litre d'eau. Faire bouillir 15 minutes afin d'obtenir une décoction noire appelée le café d'épeautre. Sucrer ou non selon votre goût.

LE VIN

On le choisira de qualité biologique, pour bénéficier de tous ses bienfaits. Blanc, rouge ou rosé, peu importe, il faudra seulement ajouter une goutte d'eau avant de le boire et le consommer avec modération.

Certains aspects en matière de boissons sont cependant nécessaires à observer selon l'approche d'Hildegarde de Bingen :

1 - Ne jamais boire d'eau pure au lever le matin !

« A moins que ses maux (rhumatismes) ne l'y contraignent, nul homme ne devrait boire à jeun. Si toutefois c'était nécessaire (du fait de la maladie), mieux vaut pour la santé boire du vin que de l'eau pure. »

NB : on peut boire de la tisane ou du café d'épeautre…

2 - En cas de réveils dans la nuit en ayant très soif ou le matin :

« Il faut pourtant se garder de boire de l'eau aussi longtemps que l'on ressent de la somnolence, sinon on appelle la maladie, et l'on cause des perturbations indues de la circulation du sang et des humeurs. On devrait bien plutôt se retenir de boire un petit moment au réveil, même si l'on a très soif, jusqu'à ce que toute torpeur ait disparu. Alors seulement, que l'on soit bien portant ou malade, on peut boire soit du vin soit de la bière, mais pas de l'eau, qui serait plus dommageable au sang et aux humeurs que secourable ».

NB : on peut prendre un peu de boisson au persil qui favorise le retour du sommeil (recette un peu plus loin) …

3 - Boire suffisamment au cours du repas !

« Si l'homme ne buvait pas sur sa nourriture, c'est-à-dire pendant qu'il mange, il se rendrait lourd d'esprit et de corps, et par là il n'assurerait pas un bon suc à son sang, et ensuite n'aurait pas une bonne digestion. »

NB : boire un verre d'eau au repas est un bon compromis. En effet, il ne faut pas trop consommer d'eau non plus, car les sucs digestifs doivent faire leur travail !

Avec tous ces conseils avisés, trouver la boisson appropriée ne devrait pas être difficile ! Les conseils sont assez proches de nos habitudes contemporaines avec quelques petites nouveautés.

Ainsi, boire un petit coup, devient facile comme tout !

9 Une alimentation adaptée pour tous ?

Dans l'approche d'Hildegarde de Bingen, on peut manger « normalement », tout en respectant certaines règles.

Voici un schéma pour organiser son assiette :

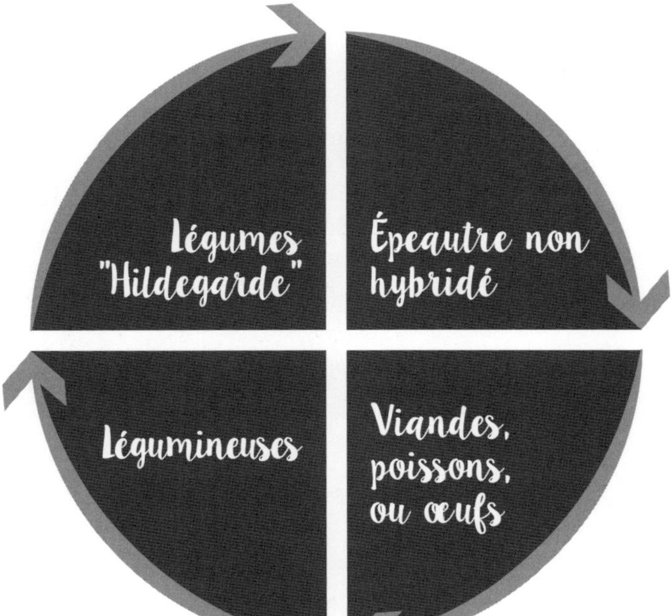

Grâce à ce schéma, on voit en haut les deux bases à toujours mettre dans son assiette. C'est-à-dire qu'à chaque repas, il devra y avoir des légumes et de l'épeautre. On pourra ensuite y ajouter plusieurs fois par semaine, soit une légumineuse, soit une viande ou un poisson. On peut aussi mettre les 4 ensembles dans l'assiette, pour se faire plaisir ou à une occasion festive ! L'exemple type sera le couscous ! Pour les repas, on les organisera ainsi selon ses habitudes.

Pour le matin, il y a deux solutions : la formule idéale ou continentale.

Petit déjeuner idéal

Tisane de fenouil ou café d'épeautre

Harbermus ou bouillie d'épeautre

On pourra, selon ses habitudes, choisir entre un café d'épeautre ou une tisane, l'idéal est de toujours commencer par une boisson chaude afin de ne pas refroidir l'estomac et ainsi ralentir la digestion ! Il est utile encore une fois de rappeler ici, qu'il n'est pas conseillé de boire un verre d'eau au lever.

L'habermus, quant à lui, apportera les précieuses vitamines contenues dans l'épeautre à travers une recette enrichie en plantes et fruits.

La deuxième solution consiste à rendre plus « Hildegardien » le petit-déjeuner continental !

Petit déjeuner continental façon Hildegarde

Tisane de plantes ou café aux céréales

ou thé vert ou thé rouge

ou lait végétal (épeautre, amandes, chataigne, riz, avoine

Pain d'épeautre

ou brioche à l'épeautre + beurre

ou confiture (coings, nèfles, framboises)

ou compote de pommes et poires

ou crème de marron

ou purée d'amande

+ jus d'orange fait maison

+ yaourt chèvre ou brebis

On voit ici tout de suite, la différence entre les deux petits-déjeuners. Idéalement, il faudrait faire au quotidien, la première version « soft » garante d'une bonne santé. L'habermus ou bouillie d'épeautre est une recette idéale qui reprend toutes les recommandations d'Hildegarde de Bingen pour bien démarrer la journée et éviter les hypoglycémies !

Voici la recette de la bouillie d'épeautre appelée aussi « habermus » mise au point par le Dr Strehlow selon les préceptes de Sainte Hildegarde.

Recette
HABERMUS

- Une tasse d'égrugé
  (épeautre réduit en petits morceaux)
- Trois tasses d'eau
- 1 cuillère à café de miel
- Une pincée de galanga
- Une pincée de pyrèthre
- Une pincée de cannelle
- Une cuillère à café d'amandes sans la peau
- Une cuillère à café de graines de psyllium
  (sorte de plantain)
- Une pomme
- Le jus d'un demi-citron

1/ Mélanger l'épeautre et l'eau, et faire bouillir.
2/ Ajouter le miel, les épices. Il faut 5 à 10 minutes de cuisson.
3/ En dernier, ajouter les quartiers de pommes, les amandes et le psyllium, puis mettre le citron. On peut faire une variante en utilisant un lait végétal.

Le petit-déjeuner continental quant à lui peut être adopté sur les jours de repos pour se faire plaisir, on peut aussi l'adopter en partie (ex : thé rouge, pain et beurre, purée d'amande) pour mettre en place petit à petit les recommandations d'Hildegarde de Bingen, en attendant de s'y mettre totalement avec l'habermus (bouillie d'origine allemande) ! Ce petit-déjeuner peut donc être transitoire...

LE MIDI : on pourra organiser le repas de la façon suivante :

Entrée

- salade de légumes ou légumineuses cuites (de préférence)
- cake ou tarte de légumes
- soupe de légumes
- salade aux grains d'épeautre

Plat

- épeautre et légumes
- épeautre, légumes, légumineuses
- épeautre, légumes, viandes ou poissons
- épeautre, légumes, légumineuses, viandes ou poissons

Dessert

- fruits (préférer cuits)
- entremets à base d'épeautre
- yaourt de brebis ou chèvre
- gâteaux

Le midi, on peut faire le schéma classique : entrée, plat, dessert, mais en réalité, on fait souvent, plat et dessert.

En effet, après un petit-déjeuner copieux, le repas du midi devra se composer d'éléments nutritifs et faciles à digérer. Combien de personnes se plaignent de fatigue post-prandiale (d'après-repas) ?

Cela vient très souvent des mauvais choix alimentaires et surtout du stress. Il est important de prendre le temps de manger dans le calme et la sérénité, pour favoriser une bonne digestion et assimilation.

Le repas de midi doit être une vraie pause « gourmande » ! Une dernière chose, bien mâcher les aliments pour profiter des nutriments et ainsi éviter de s'endormir après le repas !

Pour l'entrée, elle sera facultative, on peut passer cette étape facilement. On pourra aussi choisir de cuisiner un des 4 points en prenant soin de choisir les meilleurs légumes recommandés par Hildegarde de Bingen.

A noter, dans l'approche d'Hildegarde, il faut limiter les crudités (sauf le fenouil), donc on préfèrera :

- les macédoines de légumes (maison)
- les betteraves cuites…

Il est important aussi de manger à température ou chaud en début de repas pour favoriser ainsi une bonne digestion !

Pour le plat, on choisira une formule, on pourra aussi commencer le repas par celle-ci directement.

On pourra facilement faire :

- des pâtes aux légumes

- du concassé d'épeautre aux légumes et pois chiches
- une truite au riz d'épeautre et courge musquée
- un couscous végétarien, au poisson ou à la viande

Pour le dessert, on choisira également une seule formule. On pourra manger des fruits crus (chez les personnes en bonne santé de temps en temps), mais sinon préférer les fruits cuits.

On pourra faire de délicieux desserts :

- compote de pommes-poires
- semoule au lait d'avoine ou d'amande
- pommes cuites aux épices
- gâteaux au yaourt... etc...

LE SOIR :

Le repas du soir doit être composé à partir d'éléments faciles à digérer, car c'est le gage d'un bon sommeil ! Manger tôt, afin d'amorcer la digestion avant de se coucher, c'est ce qui est recommandé !

On évitera pour cela, la viande (qui donne trop d'énergie), et qui peut empêcher et perturber le sommeil.

Le poisson peut être toléré en petite quantité, mais il est préférable de le mettre le midi comme la viande !

Le soir sera donc végétarien ! Pour les personnes qui n'ont pas l'habitude du végétarisme, on peut commencer avec des recettes simples à mettre en oeuvre. Par exemple, une omelette, des steaks d'épeautre, une tarte de légumes, un cake, des oeufs à la coque, des pâtes aux légumes, un pâté végétal de légumineuses et biscottes... Ces différentes idées peuvent être accompagnées de salade verte ou/et de fenouil cru.

L'essentiel à retenir, pour ce repas, c'est légèreté ! Voici un schéma pour organiser le repas du soir :

Entrée

- soupe de légumes (facultative)

Plat

- salade de légumes ou légumineuses cuites (de préférence)
- salade aux grains d'épeautre
- cake ou tarte de légumes
- épeautre et légumes
- épeautre, légumes, légumineuses
- épeautre, légumes, poisson

Dessert

- fruits (préférer cuits)
- fromage de brebis ou chèvre
- entremets à base d'épeautre
- yaourt de brebis ou chèvre

En suivant, ces recommandations, il est facile d'organiser des repas « hildegardien » équilibrés et savoureux !

10 Particularités des personnes sans gluten

Hildegarde de Bingen avait déjà tout compris à son époque ! Les recommandations diététiques qu'elle donne sont justement idéales pour les personnes intolérantes au gluten.

Dans son approche, on retrouve tous les composants qui vont aider les personnes intolérantes :

- la châtaigne
- l'épeautre non hybridé

A l'aide de ces deux bases, on pourra confectionner des repas adaptés aux personnes ayant des intolérances au gluten. Il conviendra simplement de mettre en oeuvre l'épeautre non hybridé de façon progressive, on pourra commencer par tous les aliments doux, comme la semoule fine, les pâtes, le pain farine T65... On pourra aussi mettre en oeuvre progressivement, les conseils trouvés dans ce livre pour apprendre à équilibrer les repas.

Pour un meilleur résultat, il conviendra d'être suivi par un naturopathe Hildegardien® ou un médecin spécialisé qui sauront conseiller dans cette démarche.

Personnes très sensibles au gluten :

Dans un premier temps, consommer les produits de base recommandés par Hildegarde de Bingen :

- les châtaignes (pains, pâtes, cracottes, biscuits, châtaignes sous vides, crème de marrons etc...

- les fruits et légumes selon les principes d'Hildegarde

- la tisane de fenouil

- la viande et le poisson

On peut utiliser la châtaigne en remplacement du blé. Pour l'introduction de l'épeautre non hybridé, un suivi personnalisé est nécessaire.

Personnes ayant actuellement un régime sans gluten :

Cette alimentation est tout à fait compatible, à condition d'être seulement intolérant au gluten (de confort) ! Dans ce cas, Il suffit d'intégrer progressivement l'épeautre non hybridé (commencer par un repas par jour), puis en fonction du ressenti, on augmentera à un, puis deux) !

Personnes désirant avoir « l'effet du régime sans gluten » :

Il suffit de suivre les recommandations de ce livre... Exemples de plats adaptés aux personnes sans gluten qui veulent intégrer l'approche d'Hildegarde progressivement :

- Pâtes à la châtaigne, gâteau 100/100 amandes...

11 Dix recettes simples pour débuter !

Pour commencer, voici une journée type avec une alimentation recommandée par Hildegarde de Bingen !

Matin :

- Tisane de fenouil ou café d'épeautre, laits végétaux : châtaignes, amandes.
- Habermus (bouillie d'origine allemande), bouillie de flocons…

Midi :

- Pâté végétal à la châtaigne
- Grains d'épeautre avec salade verte
- Courgettes avec poisson
- Compote de pommes

Soir :

- Soupe
- Légumes chauds avec couscous d'épeautre.
- Crème au lait végétal d'amande à l'orange

En dessert : de l'ordinaire aux desserts de fête…

- Semoule d'épeautre.
- Gelée de fruits rouges.
- Pommes au four + cannelle + amandes hachées.
- Tarte aux pommes, marrons glacés.
- Crêpes, flan, yaourt de brebis...

Recette

Pain d'épeautre à la machine à pain

- 10 gr de sel
- 300 ml d'eau à température
- 500 gr de farine d'épeautre T65 ou T110
- 1 sachet de levure (spécial pain) ou mettre du levain d'épeautre (25gr). (se trouve en magasin bio ou chez votre fournisseur d'épeautre non hybridé)

Mettre les ingrédients dans l'ordre de la recette, puis programmer votre machine sur « pain complet » 3h40. Appuyer sur démarrer, et c'est tout !

NOTA :
- on peut aussi régler la machine à pain pour dorer plus ou moins la croûte et faire des variantes grâce aux différents programmes proposés.
- autre possibilité : mettre le programme « pâte » et faire des pizzas « maison ».

Recette

Baguette à la machine à pain

- 10 gr de sel
- 300 ml d'eau à température
- 500 gr de farine d'épeautre T65 ou T110
- 1 sachet de levure (spécial pain) ou mettre du levain d'épeautre (25gr). (se trouve en magasin bio ou chez votre fournisseur d'épeautre non hybridé)

Etape 1 : mettre les ingrédients dans l'ordre de la recette, puis programmer votre machine sur « pâte » 1h40. Appuyer sur démarrer !

Etape 2 : une fois la pâte réalisée, faire des baguettes que vous disposerez sur du papier sulfurisé et mettre au four 30 minutes à 200°.

Recette

Soupe d'Hildegarde
Pour 6 personnes :

- un légume au choix (carotte, haricot, courge musquée...) environ 1 kg
- un cube de légumes sans poireau
- 1,5 litre d'eau
- deux cuillères à soupe, farine de grand épeautre T65 non hybridé
- un oignon
- sel, poivre

Mettre le tout dans une soupière et faire cuire une demi-heure. Passer au mixer.

NOTA : **Variante** : même recette + courgettes + basilic

Recette

Soupe potimarron/châtaigne
Pour 6 personnes :

- 250 gr de potimarron
- trois cuillères à soupe de farine de châtaigne
- un oignon
- un cube de bœuf ou légumes bio (sans poireau)
- trois pincées de galanga (épice)
- huile ou une noisette de beurre
- 1 litre d'eau

Mettre le tout à cuire dans une marmite, et passer au mixer.

Recette

Houmos (pâté végétal de pois chiches)

Pour 6 personnes

- une boîte de pois chiches de 400 g
- 2 gousses d'ail
- 1 cuillère à café de gomasio (sésame grillé et sel)
- 1 cuillère à soupe d'huile de chanvre ou tournesol.
- eau

Etape 1 : mettre le tout dans un mixer, et mixer. C'est prêt !

Etape 2 : servir dans un bol ou un pot de confiture (pour une présentation originale) et tartiner sur du pain d'épeautre. Selon, son goût, on peut rajouter du citron, remplacer les pois chiches par de la betterave ou des haricots secs cuits.

Recette

Laitue pommée d'Hildegarde

Pour 4 personnes :

- une laitue pommée (du jardin)
- 1 tasse de grains d'épeautre cuits
- 1 poignée de noix

Etape 1 : sauce salade : 1 cuillère à soupe de vinaigre balsamique, 3 cuillères à soupe d'huile de chanvre, sel, poivre.

Etape 2 : mélanger le tout ¼ d'heure avant de servir la salade. Ainsi préparée elle est bonne pour tous !

Recette

Pâtes au pesto (pour 4 personnes) :

- 400 g de pâtes d'épeautre au choix
- 2 gousses d'ail
- 100 g de pignons de pin
- 20 cl d'huile de chanvre ou noix
- 100 g de parmesan ou poudre d'amande
- 50 g de feuilles de basilic sec ou frais
- sel et poivre

Etape 1 : cuire les pâtes al dente.

Etape 2 : dans le mixer, mettre le basilic, l'ail, les pignons. Ajouter l'huile de chanvre par exemple.

Etape 3 : ajouter le fromage ou la poudre d'amande.

Etape 4 : égoutter les pâtes, puis les mélanger au pesto et servir.

Recette

Crumble de légumes
Pour 6 personnes :

- 6 courgettes (ou restes de courgettes poêlées)
- 6 carottes (ou restes de carottes poêlées)
- 4 oignons jaunes
- 10 cl de bouillon de légumes
- 150 g de beurre
- 3 c. à soupe de farine
- 90 g de poudre d'amande
- 3 c. à soupe d'huile de tournesol
- sel aux herbes, poivre, curcuma et cumin.

Etape 1 : laver les courgettes et les râper à l'aide d'un robot. Faire de même avec les carottes et les oignons. Faire chauffer l'huile dans une sauteuse et y faire revenir les carottes et les oignons ainsi que les courgettes râpées 5 min sur feu moyen en remuant. Saler et poivrer. Verser le bouillon, couvrir et poursuivre la cuisson 15 min.

Etape 2 : préchauffer le four thermostat 6. Dans un bol, mettre la poudre d'amande, ajouter le beurre, la farine, le sel aux herbes et le poivre. Le mélange doit être sableux. Puis, ajouter le curcuma et le cumin (selon votre goût).

Etape 3 : dans un plat beurré, mettre au fond, le mélange de légumes, puis ajouter le mélange de l'étape 2. Faire cuire 20 minutes et servir. Variante : on peut aussi mettre du concassé au fond du plat ou encore du riz d'épeautre ou du grain d'épeautre (toujours cuit).

NOTA : votre plat pourra être complété avec une salade verte. Ce plat peut aussi se faire avec un reste de légumes (devenu encombrant au frigo). Cela permet de réutiliser de façon différente le plat du midi en le rendant plus attrayant.

Ramequins de semoule aux raisins secs

Pour 10 ramequins

- 1 litre ¼ d'eau
- 7 cuillères à café de purée d'amande
- 2 cuillères à soupe de raisins secs
- 5 cuillères à soupe de sucre complet
- 180 gr de semoule d'épeautre

Etape 1 : porter à ébullition, l'eau et la purée d'amande, les raisins secs, le sucre.

Etape 2 : puis lorsque le tout est bouillant, ajouter la semoule d'épeautre.

Etape 3 : laisser cuire 3 minutes et remplir 10 ramequins ou des petits pots.

Etape 4 : laisser refroidir une heure et ranger au frigo.

NOTA : **Variante 1 :** avec des noix ou des amandes effilées.
Variante 2 : avec des morceaux de pommes séchées.
Variante 3 : avec de la cannelle.
Variante 4 : avec de la vanille.
Variante 5 : avec de la poudre de noix de coco.
On peut aussi utiliser cette recette comme une base dans laquelle on pourra incorporer des épices ou encore les fruits secs de son choix !

Recette

Quatre-quarts aux épices de la joie

- 3 oeufs
- 100 gr de beurre
- 100 gr de sucre complet
- 100 gr de farine T65 d'épeautre non hybridé
- 1 cuillère à café de bicarbonate de soude
- 1 pincée de sel
- 1 cuillère à café du mélange « épices de la joie »* (se trouve dans les boutiques spécialisées Hildegarde)

Etape 1 : dans le saladier, mettre les oeufs entiers, ajouter le sucre. Bien mélanger.

Etape 2 : incorporer la farine, le bicarbonate de soude et le beurre (fondu). Ajouter le sel.

Etape 3 : en dernier ajouter les épices de la joie.

Etape 4 : verser le mélange dans un moule à cake et cuire au four pendant 35 min, thermostat 6.

NOTA : *Le mélange est composé de 3 épices (cannelle, girofle, muscade), selon des proportions précises décrites par Hildegarde de Bingen. Ce mélange donne la joie ! Ne pas manger plus de 2 parts de gâteau par jour (à cause de sa forte teneur en muscade)...

Partie 3
Hygiène de vie générale

1 Quatre basiques pour rester en forme

On le sait pour entretenir sa vitalité, il est important d'avoir une bonne alimentation, mais il faut aussi de temps en temps entretenir son potentiel vital...

Nos anciens à chaque saison prévoyaient une cure « détox » en particulier au printemps et à l'automne. De la même façon, Hildegarde de Bingen, nous enseigne des recettes complémentaires permettant de garder notre tonus !

La boisson au persil est un très bon conseil pour garder un cœur en bonne forme et lutter efficacement contre le stress.

Le mélange fenouil des Alpes (préparation à base de plantes), quant à lui, nettoie en profondeur les intestins, et est plus précieux que l'or pour la santé de l'homme comme nous l'explique Hildegarde....

La boisson à l'absinthe a la vertu de nettoyer en douceur mais en profondeur la plupart de nos émonctoires (organes éliminant les toxines), il augmente notamment la résistance de l'organisme face aux microbes. Et la supplémentation en grains d'épeautre est une mine d'or à découvrir impérativement !

Recette

Boisson au persil

- 10 tiges de persil plat biologique
- 1 cuillère à soupe de vinaigre de vin bio
- 3 cuillères à soupe de miel toutes fleurs
- 1 bouteille de vin blanc ou rouge bio

Dans une casserole, mettre en premier le vin. Ajouter ensuite, le vinaigre, le miel et en dernier le persil plat. Chauffer le tout 5 minutes... Mettre en bouteille et fermer aussitôt.

Astuce : choisir un vin doux, c'est meilleur...

Utilisation : 2 cuillères à soupe après les repas principaux.

Cette recette a de nombreux avantages, en premier elle est bonne au goût et surtout elle est aussi simple à préparer. On peut consommer cet élixir pour renforcer le muscle cardiaque, dans les périodes intensives de travail, dans les moments de stress et pour retrouver la vitalité dans les moments de fatigue. Il est une véritable arme naturelle pour garder la zen attitude dans tous les moments importants de la vie !

NOTA : ce vin est appelé aussi selon les auteurs « vin de la joie », « vin des cardiaques », « vin pour le cœur » mais il s'agit toujours de la même recette !

A faire soi-même ou à acheter tout prêt !

Recette

Mélange au fenouil des alpes

- 22 gr poudre de réglisse (Glycyrrhiza glabra)
- 15 gr poudre de sarriette (Satureja hortensis)
- 28 gr poudre de galanga (Alpinia officinarum)
- 35 gr poudre de fenouil des A. (Meum Ath.)
- 8 poires biologiques
- 8 cuillères à soupe de miel toutes fleurs

Faire cuire les poires coupées en deux dans l'eau. Jeter l'eau de cuisson et mixer les poires. Chauffer le miel au bain-marie à 35-40°, y ajouter le mélange de poudre de plantes (70gr), puis les poires. Conserver en petits pots au réfrigérateur.

Astuce : on peut aussi le préparer sans le miel, pour un diabétique.

Utilisation : prendre une cuillère à café le matin, deux cuillères à café après le repas de midi et trois cuillères à café au coucher.

Ce mélange agit de façon positive sur tout le système gastro-intestinal, en le nettoyant. On sait aujourd'hui grâce à de nombreuses études sur le sujet que notre intestin doit avoir une flore intestinale équilibrée afin de nous maintenir en bonne santé… **Attention : ce mélange ne convient pas aux personnes ayant de la tension artérielle (réglisse) !**

NOTA : ce mélange est appelé aussi selon les auteurs « électuaire de poires », « préparation au fenouil des alpes ».

A faire soi-même ou à acheter tout prêt !

Recette

Boisson à l'absinthe

- 40 ml de jus d'absinthe frais
- 150 gr de miel « toutes fleurs » biologique
- 1 bouteille de vin blanc ou rouge biologique

Verser le jus d'absinthe (pour le fabriquer, il faut un extracteur du jus et le préparer au mois d'avril) dans le vin bio en ébullition. Ajouter le miel. Retirer du feu immédiatement. A conserver dans une bouteille bien fermée.

Astuce : choisir un vin doux, c'est meilleur…

Utilisation : à jeun tous les trois jours, prendre deux cuillères à soupe. De préférence de mai à octobre. On peut progressivement augmenter à 3 puis 4 cuillères à soupe.

Cette recette a de nombreuses vertus en particulier sur la prévention du vieillissement, la prévention des problèmes pulmonaires, la baisse de la vision, les rhumatismes, la circulation sanguine…

A faire de mai à octobre chaque année en prévention de toutes les pathologies en particulier celles de la sphère ORL… C'est un très bon préventif !

NOTA : cette préparation, en raison de sa périodicité, est aussi appelée selon les auteurs « cure de mai ».

A faire soi-même ou à acheter tout prêt !

Recette

La supplémentation en grains d'épeautre

- 2 cuillères à soupe de grains d'épeautre cuits

Préparation : voir recette de la cuisson : Partie 2 chapitre 5. Bien égoutter, mettre les grains chauds dans un pot en verre que l'on fermera aussitôt et conserver au frigo (conservation 1 semaine).

Astuces : pour avoir l'ensemble des vitamines et minéraux dont le corps a besoin, on peut les accompagner d'une salade verte et de sa sauce vinaigrée. On peut aussi les mélanger froids dans une salade composée, chauds avec des légumes, dans les desserts, en ajouter à la soupe...

Pour en avoir suffisamment, sans être obligé de les faire cuire tous les jours, en préparer à l'avance une bonne quantité que l'on conservera au réfrigérateur...

Utilisation : il faut prendre une à deux cuillères à soupe à chaque repas et bien mâcher les grains.

On peut faire la supplémentation en grains d'épeautre sur une à trois semaines ou sur une période plus longue en fonction des carences observées. On mangera à la façon d'Hildegarde en complément.

Excellent reminéralisant, il permet de retrouver rapidement du tonus dans les périodes de fatigue ! (Le résultat est visible en quelques jours) ! Les grains sont commercialisés, il suffit de les faire cuire soi-même !

Comment organiser la prise de ces différentes recettes ?

NOM DE LA RECETTE	EN PREVENTION	EN CAS DE BESOIN	AU MINIMUM
BOISSON AU PERSIL	Faire 3 semaines 3 mois dans l'année (idéal l'hiver).	Faire 3 semaines par mois, le temps nécessaire !	En cas de fatigue ou surmenage.
MELANGE FENOUIL DES ALPES	Faire 3 semaines au printemps et à l'automne	Faire 1 mois.	A faire en cas de mauvaise mine !
BOISSON À L'ABSINTHE	Faire de mai à octobre chaque année	Faire 3 semaines.	Idéal à faire en prévention chaque année !
GRAINS D'EPEAUTRE	Faire une semaine par mois.	Faire pendant 1 à 3 mois.	En cas de stress et fatigue importante.

A l'aide de ce tableau, il sera facile de prendre ces recettes en fonction de son choix, toujours pour un effet optimal !

2 Le jeûne, un bien-être à la portée de tous !

Avant de se lancer, il convient de rappeler certains principes de précaution…

Trois règles essentielles à retenir :

- On ne jeûne pas en cas de fatigue importante ou de faiblesse générale !
- On ne jeûne pas en cas de déprime (et en cas de pathologies psychiatriques) !
- On ne jeûne pas seul sur une longue période ! Consulter un naturopathe Hildegardien ou un médecin avisé, pour avoir un avis en cas de pathologies et surtout pour un bon suivi !

Pourquoi jeûner ?

<u>En premier</u>, pour faire de la prévention générale. En effet, de nombreuses pathologies pourraient être écartées si l'on observait un jeûne régulier. Tous les peuples « primitifs » le faisaient, et connaissaient les vertus de l'abstinence…

<u>En deuxième</u>, pour éliminer les toxines (« nettoyage de printemps ») et conserver ainsi une bonne santé !

<u>En troisième</u>, pour se prendre en main au lieu d'attendre la fatalité de la pathologie ! Être actif, c'est aussi rester positif !

Trois bonnes raisons à adopter pour comprendre l'intérêt du mot « jeûner » !

Jeûner, est-ce difficile ?

Les 3 premiers jours du jeûne seront les plus difficiles, c'est la mise en route du nettoyage de printemps…

Le corps bascule en mode « détox », les toxines vont commencer à s'éliminer doucement…

Une fois les trois premiers jours passés, le corps commence à s'habituer, à rentrer dans le processus de nettoyage, les bienfaits commencent à être ressentis…

Comment jeûner ?

Dans l'approche d'Hildegarde de Bingen, on pourra faire plusieurs sortes de jeûne : du plus strict avec le pain d'épeautre ou les grains d'épeautre accompagnés de tisane de fenouil comme seuls ingrédients ou la semaine détox, accessible à tous.

Comment organiser une semaine détox ?

On commencera par observer 3 jours avec une alimentation végétarienne.

Puis, on pourra à proprement parler, rentrer dans une semaine « détox » (voir plus loin). Et on terminera, par 3 jours avec une alimentation végétarienne pour revenir en douceur vers les habitudes alimentaires classiques !

Que peut-on manger lors d'une semaine détox ?

Le matin, on commencera par boire du café d'épeautre accompagné de deux gâteaux au gingembre. Ces deux gâteaux ont la vertu d'accroître l'élimination des toxines.

Le midi, on mangera du grain d'épeautre ou du concassé d'épeautre, avec des légumes (pas de poireau).

Le soir, une soupe de légumes aux flocons d'épeautre ou un bouillon de légumes.

Faut-il ajouter des plantes spécifiques ?

En effet, pour accroître l'efficacité du jeûne, on pourra choisir des plantes qui renforcent l'organisme et permettent d'éliminer activement ! On peut prendre deux cuillères à soupe de boisson au persil après chaque repas.

On pourra ajouter aussi, 2 cuillères à soupe de boisson à l'absinthe tous les trois jours à jeun, et des comprimés de fenouil et galanga dans la journée.

Qui peut faire cette semaine détox ?

Toute personne bien portante qui veut faire de la prévention. On peut dire de 18 ans à 100 ans et plus...

Les femmes enceintes ou allaitantes ne peuvent pas suivre une semaine détox.

Quand peut-on la faire ?

Cette semaine détox est à faire idéalement au printemps ou à l'automne. On essayera d'y intégrer de la marche, des travaux manuels, du chant, de la méditation, des temps de recueillement spirituel...

Il est important de prendre la décision de mettre en place un jeûne, quand on en sent le besoin. Même si c'est en dehors des périodes recommandées. Cela peut être en cas de virus hivernal ou tout simplement après les fêtes de fin d'année.

Le corps sait quand on a besoin de faire une pause « nettoyage », il suffit de l'écouter...

Le jeûne est porteur et doit être vécu comme une semaine de remise en forme holistique totale ! Cela peut aussi être l'occasion d'y associer une détox digitale (ex : 24 h sans téléphone et ordinateur).

On peut aussi en profiter pour réfléchir, afin de faire les bons choix dans sa vie sentimentale ou professionnelle.

Et pour bien démarrer, voici la recette des gâteaux de gingembre en version simplifiée !

Recette

Recette gâteaux de gingembre*
(pour 160 gâteaux)

- 15 g de poudre de gingembre (Zingiber off.)
- 5 g de poudre de racine de réglisse (Glycyrrhiza glabra)
- 5g de poudre de zédoaire (Curcuma zedoaria)
- 5 cuillères à soupe de sucre complet
- 600 g de farine d'épeautre non hybridé
- 200 ml d'eau
- 175 gr de beurre

Mélanger les épices, le sucre et la farine. Puis ajouter le beurre fondu et enfin l'eau. Faire une pâte, l'étaler. A l'aide d'un emporte-pièce, faire des petits gâteaux. Les faire cuire 15 min à four chaud.

NOTA : *éxiste tout prêt dans les boutiques spécialisées.

Très facile à faire soi-même, on pourra aussi faire une pâte sablée et incorporer les ingrédients de la recette !

Tableau récapitulatif d'une semaine détox.

Qui ?	Convient aux personnes en bonne santé (hors grossesse et allaitement). Permet de prévenir la plupart des problèmes dits de "civilisation".
Quand ?	Au printemps. A l'automne. Quand on en ressent le besoin.
Quoi ?	Matin : tisane de fenouil 2 biscuits de gingembre. Midi : épeautre (concassé, grains) et légumes recommandés cuits. Soir : soupe aux flocons d'épeautre. En dehors des repas : tisane de fenouil à volonté. Bien s'hydrater.
En complément	Boisson au persil après chaque repas. Boisson à l'absinthe tous les 3 jours. 3 comp. de fenouil à chaque repas. 1 à 3 comp. de galanga le matin et le midi.
En cas de difficultés	Boire de l'eau. Prendre 1 c. à s. de boisson au persil.

3 Les pierres d'Hildegarde pour le quotidien

On appelle cela la lithothérapie ou encore la gemmothérapie, cela désigne simplement l'usage des pierres précieuses à des fins médicinales. Le nom « lithothérapie » vient du grec et signifie « méthode qui soigne par l'usage des pierres ». Le nom « Gemme » vient du latin « gemma » qui signifie « bourgeon » et « pierre précieuse ».

Sainte Hildegarde écrit : « *Mais Dieu ne voulut pas laisser disparaître les vertus des pierres précieuses. Il désira les maintenir sur terre pour qu'elles puissent agir comme de bons remèdes.* »

Dans ses écrits, elle nous enseigne de façon méthodique, comment les utiliser sous des aspects très différents.

Elle décrit également la genèse de leur fabrication. Voici un extrait de l'agate : « *L'agate naît sur une plage de sable qui s'étend de l'orient au midi. Elle obtient davantage de force par l'air et l'eau que par le feu (...)* ». En Allemagne, des spécialistes se sont penchés sur la description qu'elle en fait, et cela est tout à fait conforme aux données scientifiques actuelles pour l'ensemble de ses descriptions !

Les pierres vont avoir de multiples vertus en particulier pour :

- harmoniser les lieux
- se protéger des ondes électromagnétiques
- transformer les émotions négatives en favorisant l'adoption d'une nouvelle attitude
- éloigner les pensées négatives
- favoriser la concentration
- soulager certaines douleurs
- apaiser les tensions intérieures
- faciliter l'accouchement
- aider à maintenir un bon fonctionnement hormonal…
- apaiser une piqûre d'insecte…

Comme on le voit, il y a des usages très différents allant du problème physique aux problèmes émotionnels. Certaines pierres sont même indiquées pour favoriser la concentration et la pratique spirituelle.

Bienvenue au coeur d'un voyage fascinant où l'on découvre l'univers des pierres précieuses et leurs mille et une vertus ! Voici une liste des pierres les plus utilisées pour débuter facilement !

CALCEDOINE

Cette pierre bleu ciel appartient à la famille des quartz, on la trouve au Brésil, en Inde... Dans l'approche de Sainte Hildegarde, c'est une pierre indispensable à acquérir car c'est ainsi que l'on reconnaît les ami(e)s « Hildegardien » !

PROPRIETES ET UTILISATIONS :

- **En externe, réchauffer une calcédoine en pierre roulée ou en bracelet avec son haleine et la lécher (élixir personnalisé très efficace malgré sa simplicité !).**

- Améliore la communication verbale
- Elimine le trac lors d'un entretien oral
- Aide à trouver les mots justes
- Aide dans les problèmes de bégaiement.

- **En pierre roulée dans l'eau ou dans la poche. En collier ou bracelet proche d'une veine. En pierre plate, scotchée sous la montre.**

- Favorise la concentration
- Favorise la confiance en soi
- Aide à maîtriser sa colère
- Très utile pour limiter les effets du stress
- Utile au moment de la ménopause
- Utile en cas de pollution électromagnétique (pour en limiter les effets indésirables).

AMETHYSTE

Cette pierre de couleur violette appartient à la famille des quartz. On en trouve au Brésil, aux Etats-Unis, au Venezuela...

PROPRIETES ET UTILISATIONS :

- **En externe, lécher une améthyste (bague, pierre roulée, bracelet, collier) et frotter la zone.**

- Atténue les tâches cutanées
- Aide dans les kystes et les nodules
- Soulage les hématomes et les enflures
- Apaise les piqûres d'insectes

- **En géode (pierre creuse), en collier ou en bracelet.**

- Utile en cas de pollution électromagnétique
- Apporte la sérénité aux personnes angoissées

En pierre roulée, pour l'eau d'améthyste.

Recette : tenir une améthyste (à l'aide d'une passoire) et faire chauffer de l'eau dessous dans une casserole, quand la vapeur se condense sur la pierre, éteindre le gaz. Puis plonger la pierre jusqu'à refroidissement de l'eau. A utiliser en spray ou en lotion, pour avoir un joli teint et soulager les problèmes de peau !

JASPE ROUGE

Le jaspe est de couleur rouge foncé et est une variété de quartz. On le trouve en Australie, en Allemagne…

PROPRIETES ET UTILISATIONS :

- **En pierre plate, idéalement 6 centimètres de diamètre. A poser à froid jusqu'à disparition du symptôme.**

- En cas de palpitations cardiaques passagères
- En cas de syncope
- En cas de sciatique et de lumbago
- Utile pendant l'accouchement, car il facilite le passage du bébé tout en diminuant les douleurs (aide à la relaxation du petit bassin).

- **En pierre oblongue (de forme allongée) avec chainette. A insérer dans chaque narine environ 15 minutes.**

- Utile en cas de rhume, pour aider à dégager le nez.

- **En pierre oblongue (modèle oreille) avec chainette. A insérer dans l'oreille environ 15 minutes.**

- Utile pour soulager toutes les douleurs d'oreille.

- **En pierre plate ou en donut (pierre trouée en son centre), à porter au niveau du coeur ou près de soi.**

- Pour un sommeil sans cauchemar.

Comme on le voit, il n'est pas toujours utile d'avoir des formules sophistiquées pour avoir une bonne efficacité ! Toutefois, il faudra veiller à utiliser des pierres de grande qualité, non peintes, non transformées ou encore non traitées avec des produits chimiques...

Il faudra aussi les régénérer de temps en temps afin que la pierre conserve toutes ses propriétés ! On pourra procéder ainsi :

1/ A l'achat, la plonger une nuit dans un verre d'argile verte, afin de la nettoyer.

2/ Ensuite, la régénérer dès que possible en la mettant au soleil pendant 15 minutes, on peut aussi la déposer chaque soir dans une géode d'améthyste ou une coquille st Jacques. Même si parfois, on reste sceptique sur l'usage des pierres, on peut sans risque tester sur soi leur efficacité comme lors d'un rhume ou encore lors d'un kyste ou lors d'une piqûre d'insecte. Il ne faut pas s'arrêter aux préjugés, mais bien essayer avant de dire « cela ne fonctionne pas » ou encore « je ne suis pas réceptif » !

Cela fonctionne sur tout le monde, à condition de bien vouloir tester sans se conditionner « à ne rien sentir » !

4 Des méthodes ancestrales très actuelles

Deux méthodes utilisées par Hildegarde de Bingen méritent que l'on s'y arrête ! Ces méthodes sont à la fois extraordinaires et spectaculaires en complément de son alimentation et des recommandations générales déjà citées...

Il s'agit du prélèvement Hildegardien et de l'utilisation des ventouses.

Le prélèvement Hildegardien en quelques mots !

Le prélèvement Hildegardien consiste à prélever une petite quantité de sang bien définie au niveau d'une veine du bras. Hildegarde de Bingen nous indique les quantités de façon très précise dans ses écrits... Cette ponction de sang se fait sur une période lunaire allant du lendemain de la pleine lune à 6 jours consécutifs. Cette recommandation est très importante à observer si l'on veut avoir des effets... On peut faire le prélèvement tous les six mois ou tous les ans, cela dépendra des pathologies et du contexte général. En effet, chaque cas est différent, il existe de surcroît des contre-indications...

Seuls des médecins ou infirmières formés à cette méthode peuvent réaliser cet acte médical, ils sont pour le moment peu nombreux en France… En Allemagne, en Suisse, en Belgique, en Pologne, en Espagne, de nombreux praticiens pratiquent couramment…

Quels sont les effets de ce prélèvement ?

Selon Sainte Hildegarde : « *Lorsque la veine de l'homme est incisée, son sang est confronté à une sorte de choc subi, et la plaie libère d'abord de la lymphe mélangée au sang. Voilà pourquoi le sang présente plusieurs couleurs, car il s'agit d'un mélange de lymphe et de sang.*

Puis une fois que la lymphe est sortie en même temps que le sang, le sang pur s'écoule et il faut mettre aussitôt fin au prélèvement. En effet, un prélèvement pratiqué sans mesure affaiblit le corps, comme une inondation due à la pluie qui tombe sans mesure sur la terre ».

On recommande ce prélèvement pour prévenir tous les problèmes de santé, il apportera une amélioration dans les domaines suivants :

- en cas de rhumatisme
- en cas de dysfonctionnements hormonaux
- en cas de problème de circulation sanguine
- en cas de problème de peau
- en cas de problème de stress
- en cas de problème d'insomnie
- en cas de tension artérielle etc…

Cette méthode simple peut apporter des solutions à de nombreuses pathologies dans le cadre d'un suivi de l'ensemble de ses préceptes de santé.

Les ventouses, c'est quoi ?

Cette méthode est utilisée depuis la nuit des temps... Nos grands-mères les utilisaient régulièrement... Les ventouses consistent en l'utilisation de pots en verre spécifiques que l'on va déposer sur des zones précises principalement au niveau du dos.

Cela marche comment ?

Le principe d'action de ces ventouses, c'est de créer un vide d'air qui va « aspirer » la peau et ainsi attirer les toxines tout en créant une vasodilatation locale. Ce mode d'action est un puissant sédatif de nombreuses douleurs, mais il est aussi très utile pour éliminer le stress...

Faire une séance ?

On peut faire une séance par mois, en prévention ou à la carte en cas de douleur spécifique ou lors d'un stress important ou encore avant un examen par exemple... Si besoin, on peut faire 2 séances par mois espacées de 15 jours.

Une séance se pratique de préférence le matin, il faut être à jeun (sans avoir bu, ni mangé).

Il est recommandé de prendre un verre de jus de raisin ou de vin avec une biscotte d'épeautre, juste avant la séance. Après l'application des ventouses, un petit déjeuner Hildegardien est idéal !

Ce protocole mis au point par Sainte Hildegarde doit être observé à la lettre afin de bénéficier de tous ses bienfaits !

Seuls les praticiens formés à cette méthode peuvent pratiquer.

Ces deux méthodes sont à notre époque une remise en question totale !

En effet, les grands-mères utilisaient dans les campagnes le principe des ventouses pour soulager de nombreux problèmes ! La question à se poser, est-ce une nouvelle méthode à la mode ou est-ce une ancienne méthode efficace à redécouvrir ?

5 Derniers conseils pour bien demarrer !

Voici une liste de conseils à adopter dès maintenant, pour avoir une hygiène de vie selon les recommandations d'Hildegarde de Bingen :

1 - Dormir, bien et suffisamment !

Le sommeil est important pour notre santé et trop souvent négligé dans notre société. Pour être en bonne forme, il faut que notre organisme se régénère pendant notre sommeil. Se coucher tôt est important pour récupérer plus vite !

Voici les conseils d'Hildegarde :

Un coussin en balle d'épeautre (enveloppe qui contient le grain d'épeautre). Il sera régénérant, relaxant (fini le mal aux cervicales le matin en se levant) et il favorise un sommeil profond et réparateur !

On pourra ajouter à ce coussin, la prise de boisson au persil qui favorise également un bon sommeil et un bon réveil. Cette boisson a l'avantage de procurer un effet relaxant sur tout l'organisme. Elle complètera très bien l'action du coussin d'épeautre…

2 - Eliminer le stress !

Notre ennemi public numéro 1, bien connu, même de notre amie, Sainte Hildegarde ! Il faut prendre au sérieux ce phénomène car il a des répercutions fâcheuses sur l'ensemble de notre système endocrinien entraînant des pathologies dans tous les systèmes de notre corps.

Les conseils d'Hildegarde :

- Manger de l'épeautre non hybridé en grains.
- Pratiquer une activité physique régulière (marche, natation, danse...). On peut se donner un rdv hebdomadaire, avec un ami ou une amie, c'est aussi l'assurance de trouver la motivation pour entretenir sa forme !
- Méditer et/ou prier (plusieurs études montrent le pouvoir anti-stress d'une pratique spirituelle régulière).
- Lors d'une période de stress intense, la boisson au persil est aussi idéale ! Enfin, appliquer les ventouses selon la méthode d'Hildegarde de Bingen auprès d'un praticien formé. Le pouvoir anti-stress de cette méthode millénaire est spectaculaire !

3 - Reprendre la cuisine !

A qui peut-on confier sa santé en toute sécurité ? A soi-même ! C'est ainsi que l'on prendra le temps de redécouvrir la cuisine avec tous les instruments modernes de notre temps (mixer, robot, cuit-vapeur, four) en évitant soigneusement les plats préparés et les conserves ! On abandonnera en premier l'utilisation du micro-onde !

Les conseils d'Hildegarde :

- Manger et équilibrer son assiette avec l'épeautre non hybridé, des légumes et fruits frais.

On peut allier « bonne cuisine » et détente en allant faire son marché pour acheter des produits frais en direct du producteur ! Un petit tour toutes les semaines vous assure une ambiance bien différente des supermarchés !

En plus de la satisfaction de manger selon les recommandations d'Hildegarde de Bingen, de cuisiner en chantonnant (non obligatoire), et de manger des plats sains, on sera récompensé par une forme olympique !

Dernier détail, plus de stress avec les étiquettes ! Et on peut se vanter de dire, c'est « fait maison » !

4 - Adopter la « relax » attitude (15 min par jour) !

Une petite sieste tous les jours ou un moment de méditation, voici de nouvelles habitudes à intégrer de suite afin d'éviter les complications des maladies cardio-vasculaires dues à notre mode de vie trépidant !

Le conseil d'Hildegarde :

- faire un prélèvement Hildegardien chaque année pour prévenir les complications cardiaques en cas de travail intense ou de surmenage...

5 - Adopter l'attitude positive !

Un sourire alors que la dame prend tout son temps à la caisse : c'est la positive attitude ! Facile à dire, moins facile à mettre en pratique...

Alors, comment faire ? Trouver dans chaque moment, le plus pénible soit-il à vivre, l'occasion d'une expérience positive !

Cultiver à chaque aventure de la vie, la force positive opposée à la situation ! Ce petit ange qui dit en nous « ça c'est bien » ou « non, ce ne serait pas bien de faire cela ! » comme dans Tintin et Milou...

Si l'on n'y parvient pas car l'expérience de vie est trop difficile à vivre (décès, divorce, perte d'un emploi)... On pourra apporter un soutien au moral efficace avec la recette ci-dessous !

Le conseil d'Hildegarde :

- Manger 5 gâteaux de la joie chaque jour ! Ils aideront à apporter un regard plus positif sur la situation ! Regard nécessaire, si l'on veut rester en bonne santé !

Recette gâteaux de la joie
30 biscuits

- 250 g de farine d'épeautre
- 100 g de beurre
- 100 g de sucre complet ou miel
- 2 jaunes d'oeuf
- 6 g de muscade râpée
- 6 g de cannelle moulue
- 15 clous de girofle moulus*

Mélanger le beurre fondu préalablement, ajouter le sucre ou miel, les oeufs. Verser les épices et la farine. Etaler ensuite la pâte, la poser sur une feuille de papier sulfurisé et couper en carré de 4 cm environ. Cuire à 200° environ 10 minutes.

NOTA : *Le mélange des épices se trouve dans les boutiques spécialisées.

6 - Jeûner régulièrement.

Une journée par semaine ou une semaine par an minimum.

Le conseil d'Hildegarde :

- accompagner le jeûne par une alimentation spécifique.

7 - Nettoyer le corps à l'aide des conseils d'Hildegarde !

Pour éliminer les toxines, plusieurs solutions existent !

Les conseils d'Hildegarde :

- « détox » aux changements de saison
- ventouses
- prélèvement Hildegardien.

8 - Porter les pierres d'Hildegarde !

Afin d'équilibrer les émotions, le stress et la pollution électromagnétique, les pierres sont d'un grand recours pour garder la vitalité !

Le conseil d'Hildegarde :

Porter une calcédoine en bracelet ou scotchée sous la montre.

Tous ces conseils permettent d'intégrer progressivement l'approche holistique de Sainte Hildegarde pour rester tout simplement en bonne forme !

Pour commencer sans plus attendre, voir page suivante un récapitulatif simplifié !

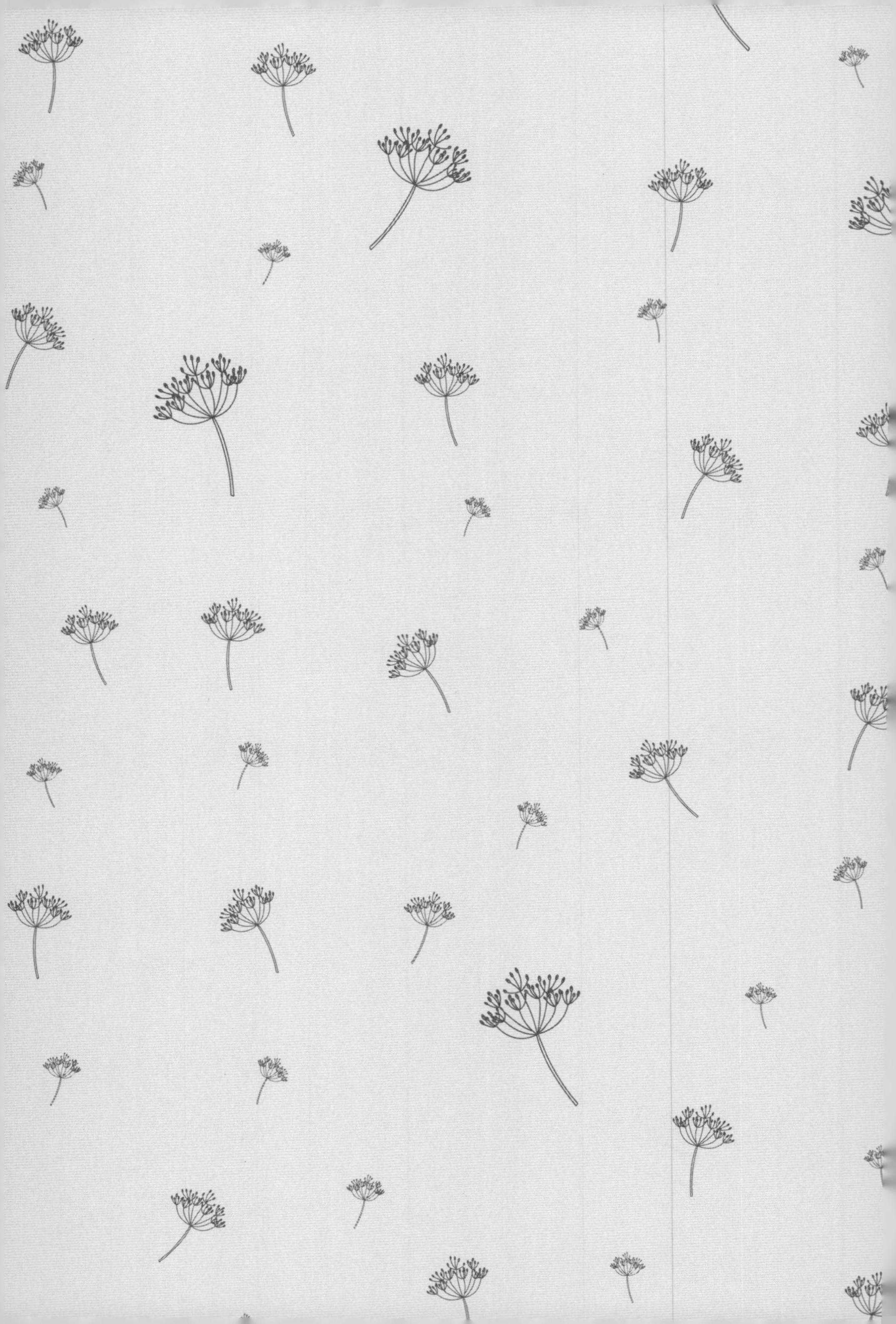

Conclusion :

Cinq astuces pour commencer tout de suite !

Avant de terminer, voici un petit rappel des choses à mettre en place dès maintenant !

1/ Enlever les cinq aliments déconseillés (pêche, poireau, prune, fraise, porc) et les remplacer par des aliments « santé »...

2/ Manger de l'épeautre non hybridé à chaque repas afin d'apporter les vitamines et minéraux essentiels.

3/ Faire autant que possible sa propre cuisine avec des fruits et légumes frais dans des ustensiles sains !

4/ Intégrer les épices et faire les quatre basiques (boisson au persil, boisson à l'absinthe, mélange au fenouil des alpes, grains d'épeautre) recommandés par Hildegarde de Bingen.

5/ Avoir une hygiène de vie holistique : manger, bouger et méditer les forces positives telles que l'amour, la patience, la joie...

On peut mettre en place le point 1, puis après le point 2, et ainsi de suite !

Rien ne sert de courir, il faut partir à point !

Ce livre peut apporter des recommandations, des conseils pratiques mais rien ne vaut l'expérience faite par soi-même.

A chacun son tour !

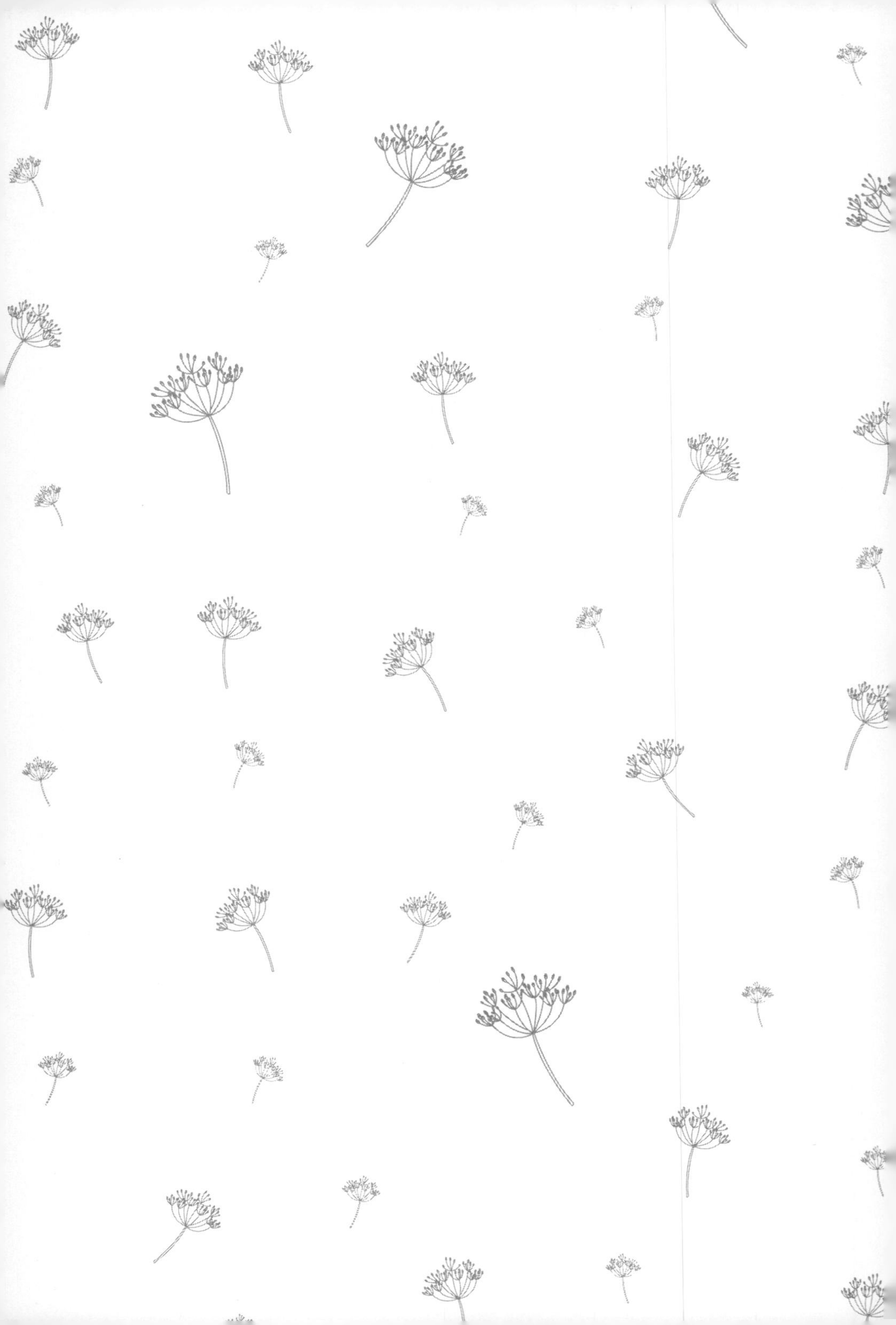

Adresses utiles :

institut hildegardien
— CENTRE HILDEGARDE DE BINGEN —

- **1er centre francophone depuis 2006**
  - Formations (naturopathie, professionnels de santé...)
  - Editions IH
  - Boutique

Espace Jules Verne
10 C rue Joseph Le Brix 56890 St Avé - FRANCE
Tél : 0033 (0)297628581
www.institut-hildegardien.com

Annuaire Hildegarde

- **1er annuaire francophone des professionnels**
  Pour trouver les produits recommandés, pour suivre l'actualité francophone et internationale :

www.annuairehildegarde.com

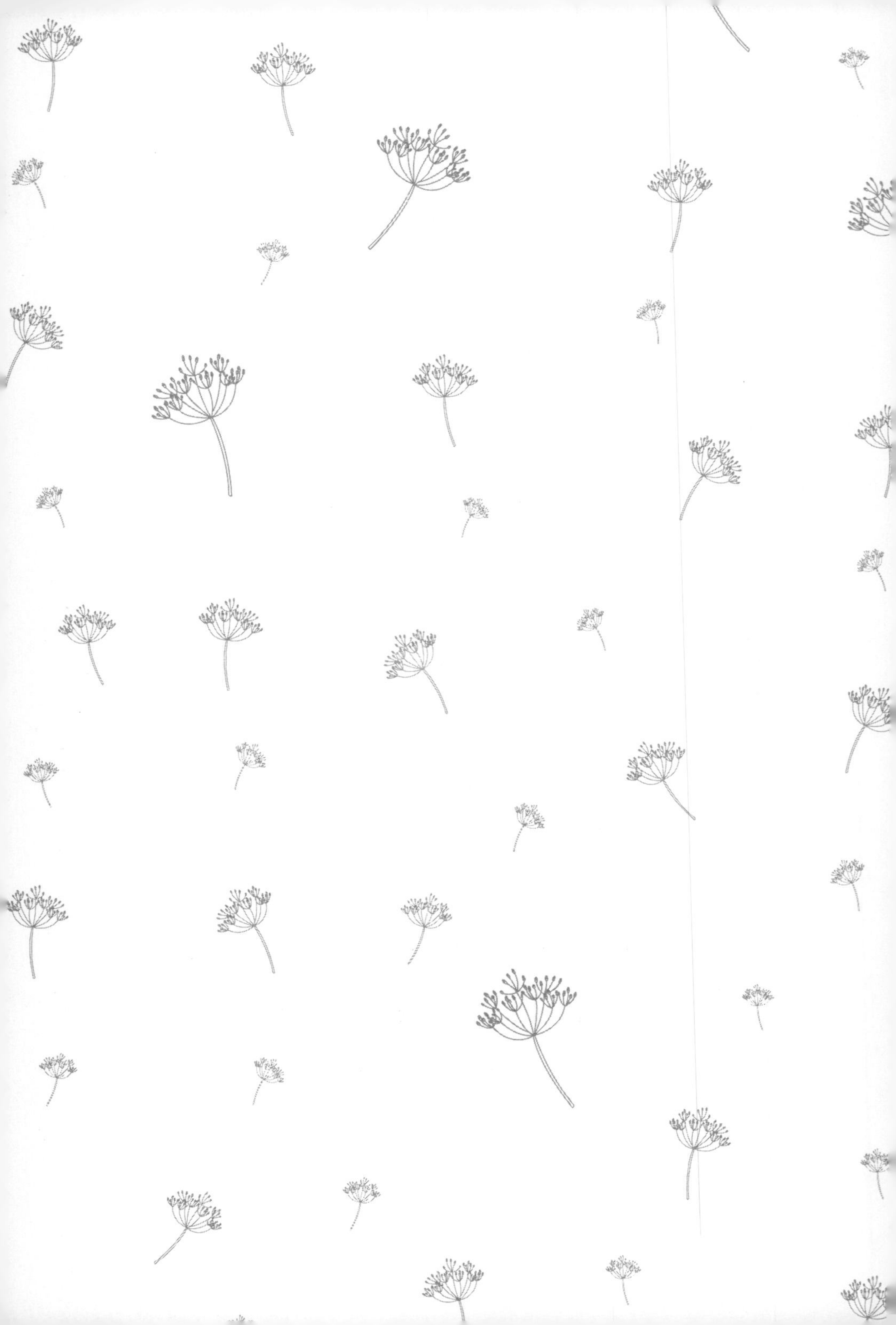

Bibliographie

Sources des extraits des citations en français :

- Dr Hertzka et Strehlow :
  Les secrets de cuisine de Sainte Hildegarde.
  ED Résiac

- Pierre Dumoulin :
  Hildegarde de Bingen,
  « prophète et docteur pour le 3ème millénaire ».
  ED Béatitudes.

Autres références utilisées pour la rédaction de ce livre :

- Dr Strehlow :
  Die Edelstein-Heilkunde der Hildegard Von Bingen
  ED Lüchow

- Dr Strehlow :
  Hildegard-Heilkunde von A bis Z.
  ED Knaur

- Dr Hertzka et Strehlow :
  Große Hildegard-Apoteke.
  ED Hermann Bauer

- Dr Strehlow :
  Die Ernährungstherapie der Heiligen Hildegard.
  Rezepte, Kuren, Diäten.
  ED Hermann Bauer

- Hildegarde de Bingen :
  Le livre des oeuvres divines.
  ED Albin Michel.

- Hildegarde de Bingen : Scivias.
  ED Cerf.

- Hildegarde de Bingen :
  Le livre des subtilités des créatures divines Tome 1

- « Les plantes, les éléments, les pierres, les métaux ».
  ED Millon.

- Hildegarde de Bingen : Les causes et les remèdes.
  ED Millon.

Notes personnelles

Notes personnelles :

Notes personnelles :

EDITIONS

149 av. du Maine 75014 PARIS FRANCE - Tél : 0033 (0)297628581
N° Editeur : 978-2-9551554 - EAN : 9782955155417 - ISBN : 978-2-9551554-1-7

Dépôt légal : Juin 2019 - 6000 exemplaires

Maquette Golf' Imprim
Achevé d'imprimé en juillet 2019 par Golf' Imprim - VANNES

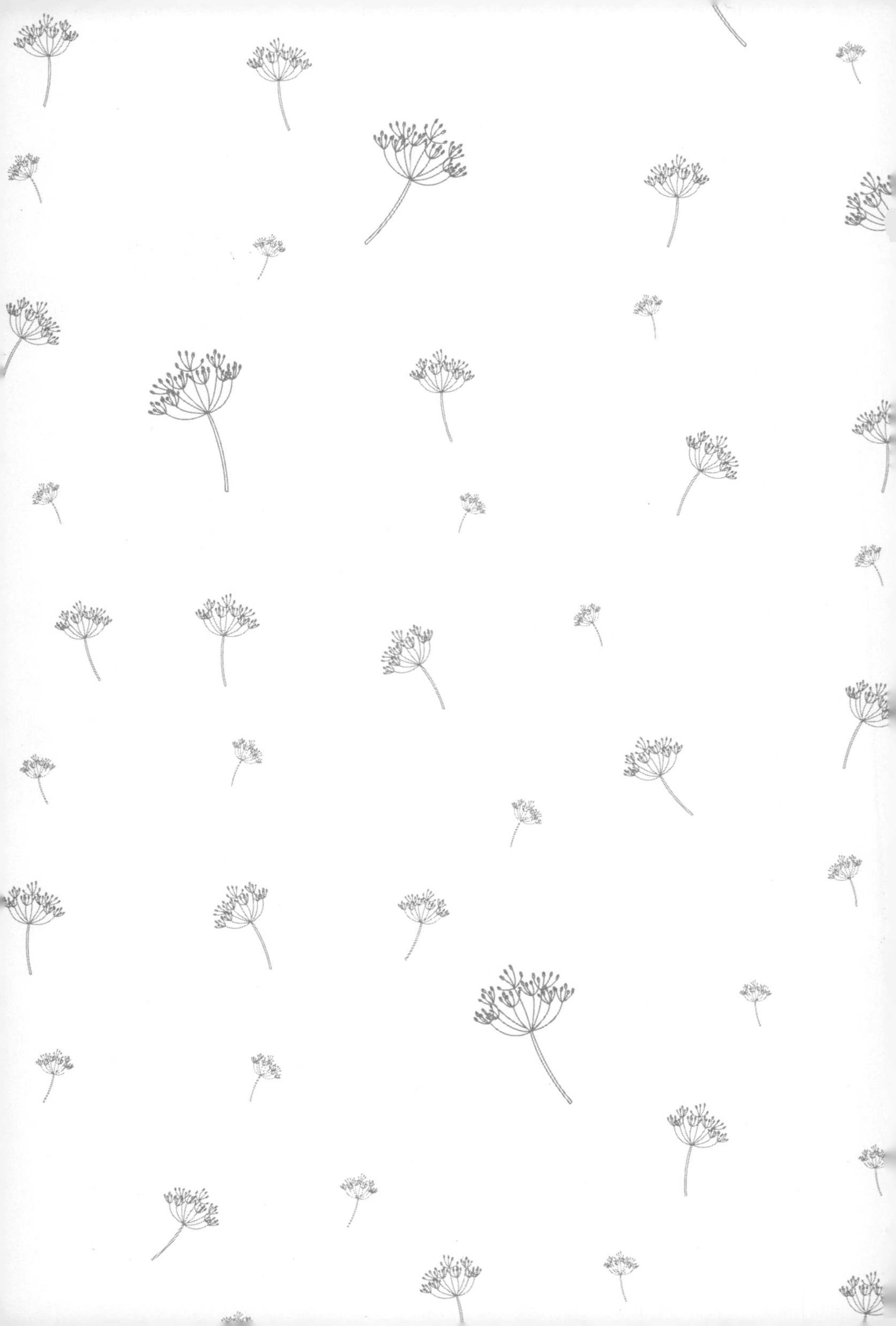